U0248003

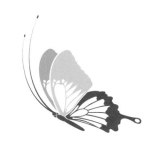

揭发女明星不老秘密：
高科技美容

TOP SECRET OF
NON-SURGICAL COSMETIC

李秋涛 著

辽宁科学技术出版社
沈　阳

图书在版编目（CIP）数据

揭发女明星不老秘密：高科技美容 / 李秋涛著 . --
沈阳：辽宁科学技术出版社，2012.8
ISBN 978-7-5381-7531-8

Ⅰ．①揭… Ⅱ．①李… Ⅲ．①美容术—基本知识
Ⅳ．① R622
中国版本图书馆 CIP 数据核字（2012）第 121869 号

策划制作：深圳灵智伟业（http//:www.szgreat-wisdom.com ）
总 策 划：朱凌琳
设计制作：闵智玺

出版发行：辽宁科学技术出版社
　　　　　（地址：沈阳市和平区十一纬路 29 号　邮编：110003）
印 刷 者：深圳市天邦印刷包装有限公司
经 销 者：各地新华书店
幅面尺寸：185mmX230mm
印　　张：12
字　　数：170 千字
出版时间：2012 年 8 月第 1 版
印刷时间：2012 年 8 月第 1 次印刷
责任编辑：邓文军　灵　智
责任校对：合　力

书　　号：ISBN 978-7-5381-7531-8
定　　价：45.00 元

联系电话：024-23284376
邮购热线：024-23284502
E-mail:lnkjc@126.com
http://www.lnkj.com.cn
本书网址：www.lnkj.cn/uri.sh/7531

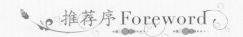

论"比美"

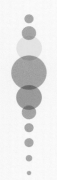

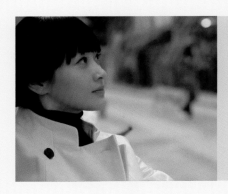

杨娟

香港凤凰卫视资讯台新闻主播
《凤凰早班车》、《健康大百科》
主持人

新闻对观众来说是客观的，可播新闻却不同。

无论新闻消息好不好，观众都会想第一时间去了解，但观众爱不爱看你播新闻，那就另当别论了。

主播台前，一个人绘声绘色地自说自话，用声音和有限的肢体动作来传播新闻，需要一分让你出口成章的智慧，一分使你沉着应变的从容和一分助你表现自我的自信。自信是大熔炉，把智慧与从容练就得炉火纯青，一切才由你信手拈来。一个自信的女人必然是要对自己满意的，爱自己的，所以自信的女人注定是美丽的。

美丽，对所有人来说都是主观的，可比美却不同。

美在每个人心中都有不一样的定义，甚至大相径庭，但比美定得有高低之分，需要一番标准，更需要你在过程中的努力。

不过，我所说的比美并非与别人相比，因为随着时间的流逝，谁都不会永远是最漂亮、最年轻的那一位。

李秋涛医生说：无论现在的你多么风华绝代，若不好好珍惜和保养，便很快会被岁月赶超。激光美肤的宗旨就是帮助我们维护容颜，保持健康的肌肤，让我们拥有与时间作战的能量。

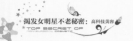

　　主持《凤凰早班车》让我爱上了与世界分享新闻早餐的感觉，它是那么的新鲜、及时、富有营养；主持《健康大百科》节目的经历，让我对健康与美有了更成熟的看法，所以我把李医生的这段话也理解为——与自己比美。

　　凡事不进则退，呵护容颜能做到不退，已属不易。今天的你比昨天气色好，今年的你没有比去年多一些皱纹，十年后的你看起来只比当初老了 5 岁，那你就是比赢了自己，就是自己的人生中，一年一度的选美冠军。

　　激光美肤给了我们比赢自己的无限可能，肤色、肤质或是肌肤瑕疵，都可因此得到改善。无论你把它看成速成美肤术，还是把它当成延缓衰老的"光保养"，许多年后，你都会发现：与自己比美的确是一件其乐无穷、又让你受益匪浅的事情。如何比赢自己？在这本书里，你将会找到答案。

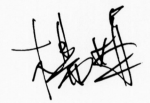

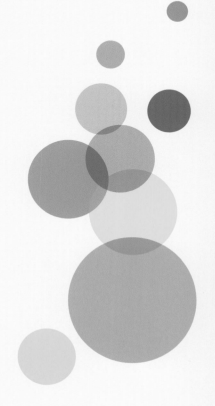

美丽与健康同等重要

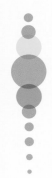

专家介绍——张书岭

主任医师

医学硕士

深圳市第二人民医院皮肤科主任

广东省老教授协会委员

《中华实用诊断与治疗》杂志编委

《中国麻风皮肤病》杂志编委

书，从小学读到研究生，读了十多年；人，在三甲医院从医30年，我在皮肤医学方面积累了相当丰富的理论知识和临床经验，也竭尽所能，不敢怠慢，帮助过许多病人恢复了健康。但是，每当面对患者提出美学要求时，却总是显得那么力不从心，使他们颇感无助。随着医学和美容学技术的迅猛发展，使皮肤医学这一领域在应对"美"的需求有了极大的改观。

这些年，当越来越多更为简单而全面的美容技术来到我们身边时，我和许多专家一样担心着：这样偏向美容和服务的技术，在皮肤医学领域会不会有影响专业性的尴尬局面？对这些前沿的美容理念，社会又有怎样的认同度呢？

而李秋涛医生却敏锐果断地选择了这个行业，坚定不移地发展着自己的事业。她说得好："人们不但有治病的权利，更应有变美的权利，美丽和健康同等重要！"正是在这种信念的指导下，李秋涛医生开创了自己的事业。

在20年前，我就曾与李秋涛医生同城共事，同行们对她都有着很高的评价，公认她是患者喜欢的医生。多年后，李医生来到深圳追求自己的梦想。在她的诊所成立之初，我有幸受邀参观。雅致的装修、温馨的灯光、清新的空气中没有一般医院常有的消毒水味道，新诊所给人耳目一新的感觉。没想到还有免费的糖果和饮品，更使人感到轻松随意。而着装整洁、面带微笑的护士，亦给每一位来客带来洋溢的朝气和美的享受。

当李医生把本书的文稿放在桌面时，我更是一惊！认真看完书稿的全文，使我对皮肤科学的种种旧观念深受震动！全书立足于专家的严谨，从普通读者的视角出发，通俗易懂地介绍了非手术无痛苦的皮肤美容新技术。语言流畅，

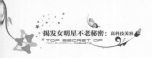

图文并茂，读者阅读这本书的过程，是学习美容科学知识的过程，也是感受美、寻找美、实现美的过程。我相信每一个读过本书的人，都会不自觉地感受到：原来我也可以很轻松、很自然地变美！

自 2007 年开始，中国皮肤科医师协会把每年的 5 月 25 日定为"全国护肤日"。2010 年"护肤日"的主题是"美丽源自皮肤"，传统皮肤科正在向现代皮肤医学延伸发展的趋势可见端倪，相信在这个大环境下，李秋涛医生的这本书，会给皮肤界增添新的光彩。希望李秋涛医生能做好皮肤美容行业的排头兵，带出更优秀的学生，更好地服务于每一位爱美宾客。

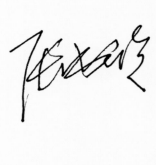

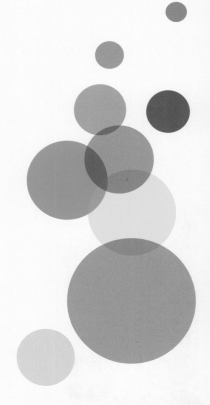

微整形，把你调整成一个 完美的自己

专家介绍——高卿豪

首尔国立大学医学院整形美容外科博士
首尔国立大学附属医院整形外科专业医师
首尔狎欧亭整形外科医院院长
大韩整形外科学会正式会员
大韩美容整形外科学会正式会员
国际美容整形外科学会正式会员

来中国之前，我对这个国家并不是特别了解，只知道中国爱美的女性都很向往到韩国来整形，仿佛来一次韩国就能改头换面。来到中国后，我才发现中国女性其实是很漂亮的！

随着整形知识的普及、医疗科学技术的进步，人们对整形的态度也不像以前那样觉得遥不可及或者嗤之以鼻，中国的整形行业得到了空前的发展。经常有许多漂亮的女孩子，拿着明星的照片央求我把她们整成这样或那样。其实，这样不考虑自身特点，牵强的模仿性手术是达不到预期效果的。女孩儿们想变美的心情实在是迫切，最终却只能悻悻而归。女孩儿们找不到自己变美的目标，才会这样茫然和盲目。

整形和无创皮肤美容原本是并驾齐驱，同属于医学治疗，但是中国内地在很长一段时间里似乎埋没了无创皮肤美容这个大的领域。近年来，韩、日、欧、美以及中国台湾开始了对美丽与健康安全的全面追求，随之应运而生的"高科技美容"异军突起，吸引了人们关注的目光。但是这波美容新浪潮在中国内地却姗姗来迟，各个项目的发展势头也参差不齐。首先进入内地的激光美容，因为大量的临床实践、先进设备的引进和医生的消化创新，已经和世界基本同步。至于肉毒杆菌素除皱，多年前就已经从欧美明星和政要的神秘武器演变成平常老百姓的除皱妙方，可直到现在，中国内地的老百姓才渐渐开始半推半就地接受。风靡全球的玻尿酸则更是刚刚开始在中国内地试水，还不知这个磨合期又要多久呢！

高科技美容发展起来后，爱美的女孩儿们就有了自己美的目标。先天条件并不差的人，不想在脸上动刀动枪的人，害怕手术风险或不想让亲朋好友知道自己去了整形美容诊所的人，高科技美容对于她们的意义就是：

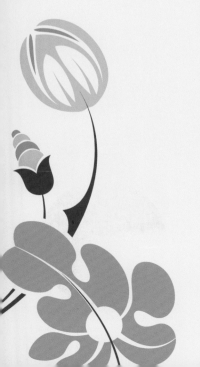

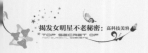

不把你变成一个不完美的陌生人，却在不知不觉中把你调整成一个更加完美的自己！

　　中国内地的微整形还处在启蒙发育的阶段，需要有好的医生吸收世界无创皮肤美容医学的精华并发扬光大。现在操作高科技美容技术的医生，主要是我这样的整形外科医生和无比熟悉人体皮肤构造的皮肤科医生。我非常欣赏李秋涛医生。她作为一个皮肤科医生对国际上先进的高科技美容技术有如此高的敏感度和造诣，以及她对行业的热爱和追求，都是值得我们敬佩的。一位女医生对美有天生的领悟力不奇怪，但是她在20年的皮肤科临床治疗中，对冰冷医疗设备的研究之深入和运用之灵活，这甚至不是一般热爱机械的男医生所能达到的。不仅如此，李秋涛医生对器械的应用是融合于她的美学理念中的，其浑然天成的程度让我这个外科医生也倍感惊讶。

　　手术整形和无创皮肤美容，两者并不是大家臆想中的一方压倒一方或者一方替代一方。你在选择做手术整形的同时，也可以用到高科技美容技术来调整你不是特别满意的部位。手术整形和无创皮肤美容是各有千秋的医学技术，它们相辅相成，满足不同的需求，犹如中国的太极图案，相互交替补充组成了一个完满的圆。更何况中国医生还有天然的中医学环境和文化环境，我猜想这些也是李秋涛医生提出"多层次皮肤整合管理计划"的底蕴。

　　这本书不单单是皮肤美容医学的普及本，也是和医疗界同行交流的经验之谈，类似于李秋涛医生发表的众多专业论文的通俗版本。期待这本书的出版，可以推动高科技美容在中国内地的发展，让爱美的女孩儿们变得更美丽。

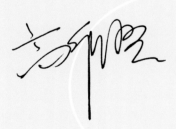

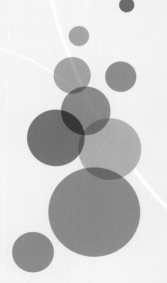

爱美的**创举**

专家介绍——任琛琛

妇产科主任医师
副教授
医学博士

专家介绍——李靖若

乳腺外科主任医师
副教授
医学博士

我们俩分别在乳腺外科和妇产科从事医学工作多年，可以说，看过的医学书籍不下千本，但是今天看到本书的书稿，确实有另外一番心情。

我们都是六七十年代生人，和秋涛同是在医学院家属院长大的学院子弟，又都是女孩子，所以我们仨儿很自然地走到了一起，成为近半个世纪的死党。如今，看到秋涛毅然创办了属于自己的皮肤医学诊所后，对"三岁定终身"这句古话有了新的领悟。

女孩子尤为爱美，偷穿妈妈的高跟儿鞋几乎是每个女孩儿都有的经历吧！这在我们看来，简直就是小菜一碟。小时候的我们没有什么娱乐，但这也激励我们在童年时期发明了很多自娱自乐的把戏。记得有一次，秋涛带着我们找来手指粗的树枝，用火将一端烧成炭，然后画在眉毛上去上课。没想到这画眉的土方法居然在同学中流传开了，这在当时，真算得上是个爱美的创举。

时间过得真快，转眼间画眉的我们都已年过 40。尽管早已拥有比树炭更好的护肤品，但每天手术台上的高度紧张、晚上熬夜撰写论文的筋疲力尽和教学研究工作的劳累，还是让我们不再年轻，皱纹慢慢地爬了出来，原来精致的瓜子脸悄悄变成了满月，颧骨上也不知何时冒出了斑斑点点。岁月流逝，但我们各自的梦想仍在坚持。

10 年前，秋涛又做了一个爱美的创举——离开名利双收的三甲医院，为了皮肤美容的梦想执意来到了深圳。在当时，这是一个几近疯狂的举动。但是，我们没有极力挽留，只是给了她无限的祝福，因为我们了解她心中关于美丽

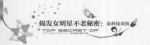

的梦想。

　　一次偶然的机会我们来到深圳，不但满足了看望老友的心愿，也改变了我们对美容，甚至是对医学的理解。不得不承认，许多其他专科的医生也不了解皮肤美容。像我们，就从来不相信这个祛斑霜，那个皱纹净，心里认定岁月的印迹无法改变。但是，我们没有办法不相信眼睛看到的奇迹：来到秋涛这里的客人，不仅仅是色斑的消失，更有皱纹的淡化和面部轮廓的紧致，似乎时光真的可以倒流。这种变化是静悄悄的，完全没有传统手术台上的惊心动魄，真是不可思议。我们在感慨科技和医学日新月异的同时，也在感慨"隔行如隔山"的老话。

　　尽管这些年来，我们分别在不同的城市工作和生活，但对彼此的心路历程依然清晰。秋涛性格上的执著和对美的感悟是与生俱来的，所以当她拿着书稿放在我们面前时，我们并不惊讶，只是微笑地看着她，似乎是在等待一件本就应该发生的事情的降临。

　　爱美之心人皆有之，但是要做到将美丽作为自己一生的事业去经营、钻研、推广，成为守护美丽的人，就不是每个爱美之人都能做到的创举了。

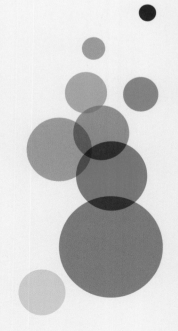

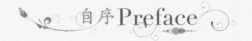

女子"好色"便是慧

在我办公桌前，时不时地会坐着一个女孩儿，如此渴求地看着我问："我想让这里再上去一点儿，你说这样看起来会不会更像范冰冰？如果再垫高一点儿，会不会有梦露的感觉……"

或者，某一天，会有个不太细心的女孩儿，大大咧咧地对我说："李医生，你看我近似哪个明星，就按着她那样给我整吧，我相信你……"

或许是因为贪心吧，所有的女人总想让自己再漂亮一点儿，总想看到自己这一生最漂亮的样子，总想美过自己羡慕的对象……作为女人，大概一生也除不掉这个贪美的心结。

我为这些爱美的女人们高兴：这些聪明的妙人儿，懂得善待自己，也就懂得了善待别人。一个不太爱惜自己容颜的人，如何创造一个美丽的世界？假如有一天，人们都不再装扮自己了，那就意味着放弃了拥抱这个世界的勇气。

亚里士多德说："美是比任何介绍信都有力的推荐。"无可否认，美是这个世界的通行证，是一条可以帮助你快捷融入社会圈子的 VIP 通道。

在当今社会，女性陆续走入职场。加州柏克莱大学教授梅若比一份为期10 年的调查显示，人们对一个人的印象，55％来自外形与肢体语言，38％来自语调，7％才是谈话内容。据统计，约 75％的韩国年轻人赞成为了就业而整形，而无数例证也说明了这一点：职场形象，决定了职场的命运。过去的中国，清一色的绿色军装和中山装、钢笔引领了几十年的风尚，素面朝天成了朴实和革命的象征。可我不敢想象，在今天，谁还穿着军装、插着支钢笔去谈生意……

而且在国外，容貌的护理是一种礼貌，是对别人的尊重，随意就意味着对客人的轻视与怠慢。这种理念已经渐渐在国内被认同，越来越多的男人和女人们已经意识到了这点。于是，我的皮肤医学中心，再不是清一色的女人。

我们可以大胆设想，在未来世界，人要重新分类。当世界上的人被分为美人和丑人的时候，美和吃饭、睡觉一样必要。

既然如此，我们有什么理由拒绝变得更美？除非美丽的代价大到无法承受的程度。

从前，有两块来自同一座山的石头被人当做建造佛寺的材料，结果一块

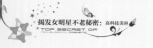

被当做了台阶，一块被工匠们雕刻成了佛祖的像。被当成台阶的石头天天被人践踏，而被刻成佛像的石头则天天被人们顶礼膜拜。

终于有一天，被做成台阶的石头，对当成佛像的石头抱怨说："太不公平了，你和我都是从同一地方来的，我天天被践踏，而你却天天被人膜拜。"佛像石头说："但是你有没有想过，你变成台阶只挨了4刀，而我是历经了刀光剑影才立地成佛的啊！"

说到万众瞩目，自然人人趋之若鹜。但说到刀光剑影，恐怕就该作鸟兽散了。美丽也是这样，面对手术的代价，许多极其爱美的女人也会却步。

这个世界，如果连女人都不爱美了，那该多可怕；但如果女人都以为美丽就需要大动干戈，那又该多遗憾！高科技美容时代的到来，让女人的美，简单明了。人们对这种美容方式的狂热程度正在节节攀升。

在中国台湾，有高达七成的女性赞成用整形的方式成为后天美人，男性则有五成三的人赞成在身体上动个小手术，让自己成为人工美男子。

高科技美容，已经成了皮肤美容的主流。

除了免动刀之苦，高科技美容带给你的是精巧、自然的变化。你根本不需要担心哪天下班回家，家人打开门就问："姑娘，你找哪位？"更不会有这么个恼人的场景：某天喝早茶的时候，左边的小女孩儿说："姐姐，你像范冰冰。"右边的小男孩儿说："不，姐姐，你长得像杨幂。"

高科技美容不是让人换上另一张脸，变成另外一个人，而是根据各人的五官结构、肌肤等细节，作出微调，得到最美的呈现。我深信，每个人的五官都有自己独有的特色，而无创皮肤美容的细节修饰，正是不着痕迹地让你的特色中美的部分，发挥得更加淋漓尽致，让你成为你自己，而不是某个人的克隆。

其实，没有人希望做山寨版的某某，就像是没人会希望男友因你长得像他的前任，才和你拍拖一样。

谁说女子无才便是德，谁说女子"好色"不是慧？女子"好色"更需要智慧，需要懂得自己，需要了解皮肤美容医学的必要知识，才会变得更美。

皮肤美容的过程需要求美者和医生共同的努力，如果求美者对皮肤知识不了解或一知半解，就算医生再专业、再权威，也会让美容效果大打折扣。所以，我希望能够通过本书打破这种知识不对称的局面，纠正大家对皮肤美容医学的误解，了解常见的无创皮肤美容技术，并且懂得如何理性地去期望美容目标。

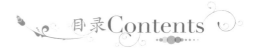

目录 Contents

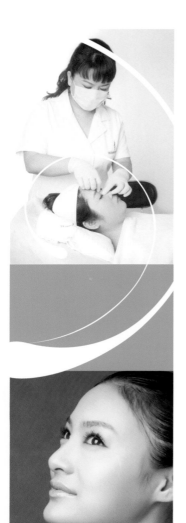

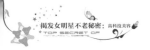
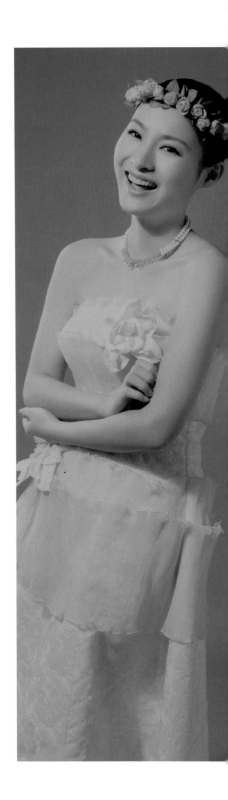

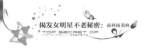

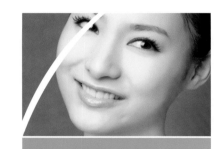
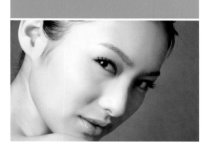
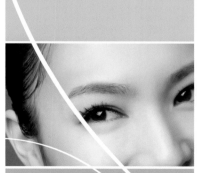

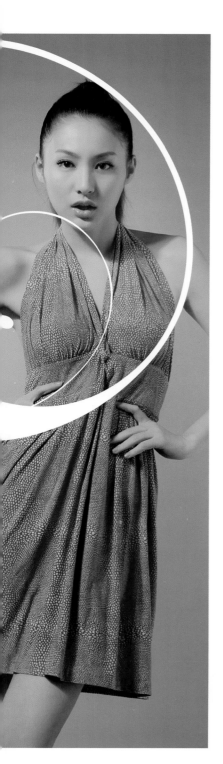

Contents 目录

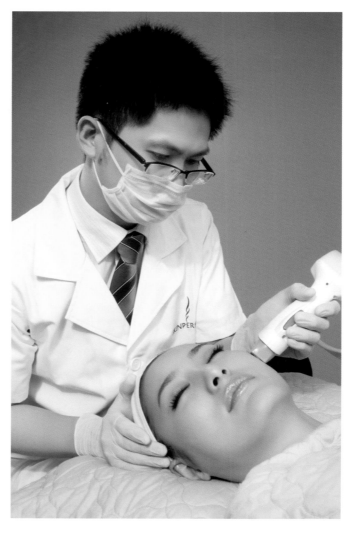

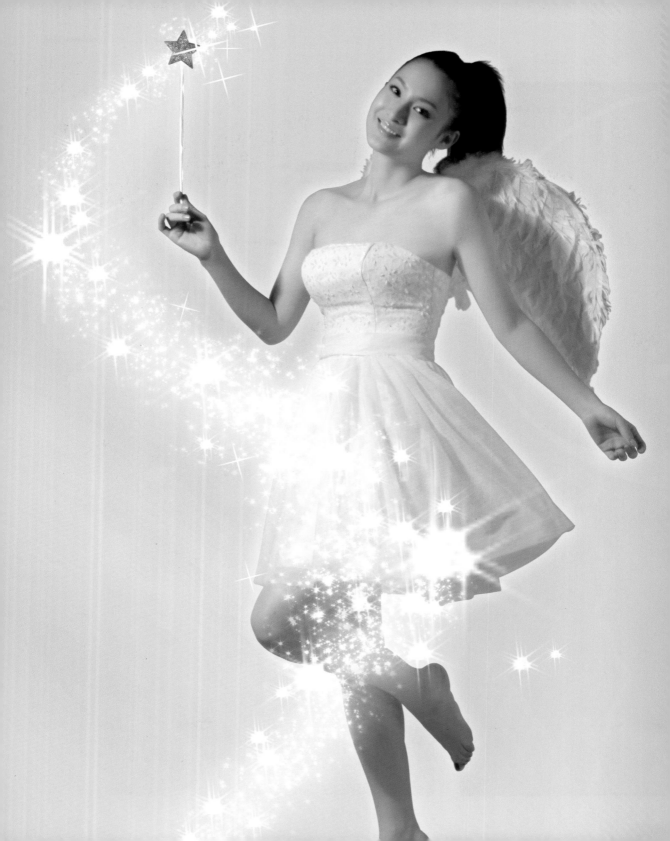

Chapter 01

Inside Story of Aesthetics:
More Than Plastics

透视高科技美容：
美丽让手术走开

- 一场不动刀、不流血的美容革命
- 悄悄变美的秘密
- 高科技美容正当时
- 美丽的误会

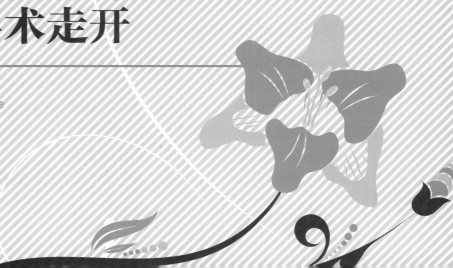

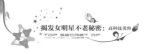

New Era of Non-surgical Cosmetology

一、一场**不动刀**、**不流血**的美容革命

❧ 明星们的美丽似乎是个谜

美丽能够让人更勇敢、更果决、更有自信与活力，让人活得更快乐、更精彩。追求美丽，是我们永恒的本性。

每个爱美的人都会羡慕经常出现在镜头前的女明星，她们看起来皮肤白皙，脸上没有一丝皱纹。可以当上明星的，大多是天生丽质，本身就是个美人儿，但为什么她们好像永远不会老，也晒不黑呢？明星们的美丽似乎是个谜。

随着年龄的增长，我们的皮肤会变得粗糙，脸色渐渐泛黄，皱纹也悄悄多了。明星们除了有上天的眷顾、天生好容貌以外，似乎还有抵抗岁月侵蚀的魔力，越活越年轻，越活越美丽。《生死时速》的桑德拉·布洛克如今已经四十多岁了，但如果不告诉你，你看得出来她的芳龄吗？妮可·基德曼光洁美丽的前额是她的标志之一，让人纳闷儿她的额头是不是永远不会长皱纹。几乎可以说，每一个镜头前的明星，都是意气风发、神采飞扬的，她们的肤质好得令人吃惊，五官精致得无可挑剔。

❧ 微整形在娱乐圈、时尚圈是个公开的秘密

可能你会说，那都是开刀整出来的，谁不知道啊！如果还以为明星们的美丽都是开刀动手术的结果，那就有点观念落后了。台湾演艺明星大S徐熙媛号称"美容大王"，对于美容保养的痴迷已经达到近乎疯狂的地步，也因此很多人对她说的美容方法顶礼膜拜。大S出了一本《揭发女明星》的书告诉我们：没错，明星们的美丽都是"动了手脚"的，但不是传统意义上的开刀动手术，而是经过无创的皮肤美容技术，即所谓的高科技美容得来的。

高科技美容在娱乐圈、时尚圈是个公开的秘密，已经有越来越多的明星承认自己做过。时下热到发烫，无人不知、无人不晓的台湾地区"美容教主"牛尔最推崇的项目是点阵激光。在台湾地区《女人我最大》综艺节目中，许多明星都晒出了自己的护肤法宝——玻尿酸。

还有很多明星们道出了自己的心声：如果是那种要动刀切开的手术，绝不会尝试，但能够接受像"电波拉皮"这种高科技美容。身材可以靠运动锻炼出来，但脸没办法；高科技美容就像快速健身法，艺人靠它变美丽无可厚非。

普通人也有美丽的权利

高科技美容，这道被明星们心照不宣地悄悄享用的美丽大餐，如今逐渐走入普通人的生活。传媒的发达，加上明星们的现身说法，越来越多的普通人了解并接受高科技美容。无创皮肤美容到底有多红呢？在网上，超过六成网友赞成这种无创快捷的变美方式。无论在欧美还是亚洲，高科技美容已经成为人们保养肌肤的最"潮"法宝。

法国以浪漫著称，法国女人自然追求美丽，注重抗衰老，除了勤用预防皮肤老化的产品，也有越来越多的女性接受无创皮肤美容以求永葆容颜的青春。在美国，爱美的人士都不希望自己在朋友的眼中容颜大变，悄悄起效果的高科技美容就成了他们的最爱。

在韩国，整容风气依然吹得起劲，但近年来最流行的已经是有别于传统手术的微整形，人们开始追求在不知不觉中改善容颜。中国台湾地区，受到艺人及名媛的影响，女性接受高科技美容的人数直线上升，注射玻尿酸及肉毒杆菌素成了无创皮肤美容所最热门的项目。

在过去几年，高科技美容在世界各地已经蔚然成风。有了高科技美容，变美变年轻，人人唾手可得，不再是某些人所独享的特权了。

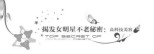

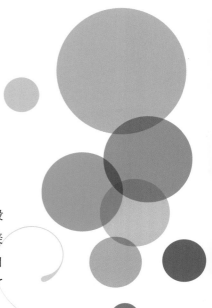

Becoming Beautiful Quietly

二、悄悄变美的**秘密**

🌀 美丽不需要动刀流血

自从"中国第一人造美女"横空出世以后，各地就如雨后春笋般冒出大大小小的医疗美容机构，屡屡传出影视明星和选美选手整形美容的消息。在这股整形风潮的冲击下，许多求美心切的爱美女性对自身塑美条件、整形美容和美学知识还缺乏足够的了解，就贸然接受了"大动干戈"式整形，改了这里又整那里，整形瘾一发不可收拾。

整形不是打针吃药那么简单，而是需要开刀动手术的，伤口与疼痛不可避免，还会有或长或短的恢复期，给生活、工作都带来不便。而且整形一旦被看出来，即使手术后的容貌再美，如果被他人背后议论，说是开刀整出来的，那种难堪恐怕不是每个人都可以承受的。

对于整形，还有一件事最令人难以释怀，就是开刀动手术的高风险。偶尔我们会在报刊上读到，有爱美的人士去做整形、抽脂的手术，结果变得面目全非，甚至导致死亡的案例。出现这种遗憾的事情，大多数都不是医生的错，因为开刀动手术本身就带有不可预测的风险。但正因为存在着这种不确定性，让追求美丽的过程蒙上了一层阴影。

其实，美丽并不一定就要动刀子把自己弄得不像原来的自己。把全世界唯一的一个自己，改变成另外一个人就是美丽的吗？我看未必。通过无创的小治疗巧妙地"修饰"自己不太完美的局部，做一个不失本原但更加美丽的自己，或许能让你找到更多惊喜！

🌀 微整形时代悄悄来临

安全塑美，无痛无痕，改动一点美丽全局，这些对现代医疗技术来说已经不是难事了。让人们悄然变美的秘密武器已经来到了我们的身边，这就是我们所说的"高科技美容"。高科技美容是利用高科技医疗技术，不开刀、不出血，在短时间内就能让人变年轻的现代医学美容技术。它具有安全、没有伤口、恢复期短的优点，让爱美的人带着一张更美、更健康的脸庞走向新的人生。另外，高科技美容通常属于非永久性的疗法，即使效果不满意，过段时间仍可恢复原样。因此，相对于传统手术一旦失败就会造成永久性定型的高风险，高科技美容手术可以为美丽提供更多安全的保障。

　　不开刀、不流血、无恢复期、见效快，美丽在悄悄中来临！神不知鬼不觉变得年轻美丽，将给人带来一种莫名的自信。有了高科技美容，人们追求美丽不必再和痛苦相伴，也不必眼睁睁地看着衰老吞噬自己的容颜而束手无策了。

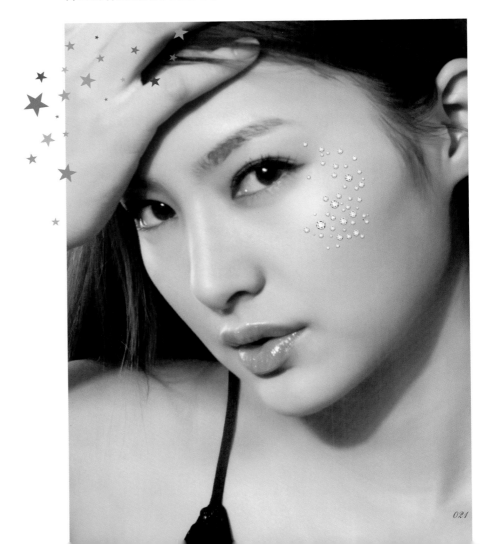

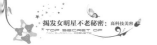

A New Weapon for Dermatologist

三、高科技美容**正当时**

🐚 现在最受欢迎的微整形方式

　　高科技美容的时代已经来临！高科技美容的范围非常广泛，选择高科技美容治疗一定要把自身条件、期望值以及经济状况综合起来考虑。有的爱美人士一听说是高科技美容技术就迫不及待地尝试，这种欠缺考虑的做法往往会产生反效果。一定要慎重行事，不要进入"病急乱投医"的误区。

　　想要寻找到最适合自己的技术，必须要先了解自己的问题所在，接着找资料并且向专业人士咨询，再决定接受哪些项目的治疗。现在最受欢迎的无创皮肤美容方式，主要包括玻尿酸、肉毒杆菌素、PRP 自体细胞回春术、Thermage（热酷紧肤）、光疗嫩肤、点阵激光与飞梭激光。

玻尿酸——抚平深层静态皱纹以及用作脸部修饰塑型等，全脸、全额注射不但可以起到拉提肌肤的作用，还有使肌肤变得水嫩的功效。

肉毒杆菌素——改善各种脸部的动态皱纹，包括鱼尾纹、抬头纹、皱眉纹等；另外，它还可以改善局部肌肉肥大所导致的国字脸、萝卜腿等问题。肉毒杆菌素和玻尿酸，堪称现今美容界的天字号武器，有了它们，许多以前难以解决的美容问题，都安全地迎刃而解了。

PRP自体细胞回春术——PRP自体细胞回春术应用广泛，可治疗皱纹、皮肤松弛、疤痕、黑眼圈等问题，是一种综合提高肤质的安全、高效的美容技术。这项技术的核心是将提取自人体自身的PRP集中运用在需要改善的皮肤处。

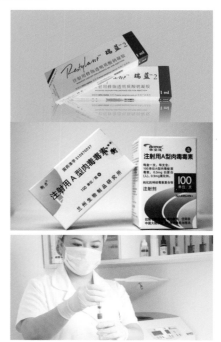

Thermage（热酷紧肤）——治疗脸部及身体局部松弛下垂、拉提、紧实肌肤，使面部轮廓变得更清晰，同时提高肌肤弹性，达到真正回复年轻的效果。

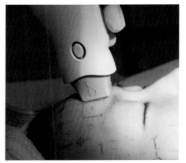

光疗嫩肤——轻轻松松解决各种色斑、痘印、粗糙、多油、多毛等皮肤问题，让皮肤看起来白白亮亮、水水嫩嫩。

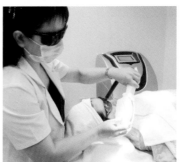

点阵激光、飞梭激光——集合胶原培植、眼周美雕、皮肤重建于一体的划时代激光美容技术，填补了激光除皱去疤的空白。

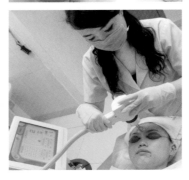

🍥 找对医生很重要

　　了解相关技术后，找对医生也是非常重要的。通常做无创皮肤美容的成败，就在于医生的技术和判断。再说，高科技美容的价格一般不菲，如果找错了医生，除了要担心副作用之外，也会白花冤枉钱。买保养品可以先拿免费的试用装，但做高科技美容，可不能花了大价钱又把自己当了试验品。

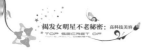

Misconceptions of Aesthetics
四、美丽的**误会**

🐚 生活美容和皮肤美容医学

　　我从事皮肤医学多年，遇到过一些爱美的朋友，为了追求美丽，却受到了本不该承受的伤害。除了对不良的商家加以道德上的谴责以外，还要指出的是，正是这些朋友对自己皮肤问题缺乏基本的认识，才让那些不良商家钻了空子。

　　求美者对自己的问题有了大致的认识，才能更好地和医生沟通，这样治疗起来事半功倍。在近 20 年的接诊过程中，我总结了一些大多数人都会遇到的问题，在此列出来，和大家共同分享。

　　10 多年前，很多人根本分不清什么是生活美容，什么是医学美容，国家相关的法律法规也没有作出明确的规定。

　　生活美容是指运用化妆品、保健品和非医疗器械等非医疗性手段，对人体所进行的诸如皮肤护理、按摩等带有保养或保健性的非侵入性的美容护理。这里着重强调的是非侵入性和非医疗性。简单来说，生活美容就是我们日常生活中自己能做的，或者是到美容院让美容师帮我们做的美容。

　　经过多年的媒体报道和各个医疗美容机构的广告宣传，大多数公众终于了解到，需要做

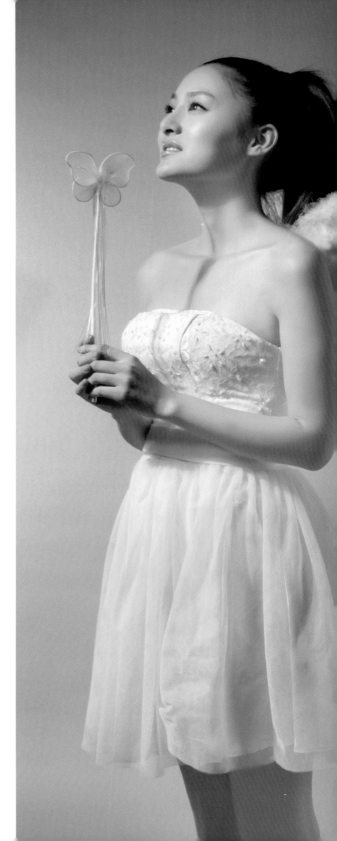

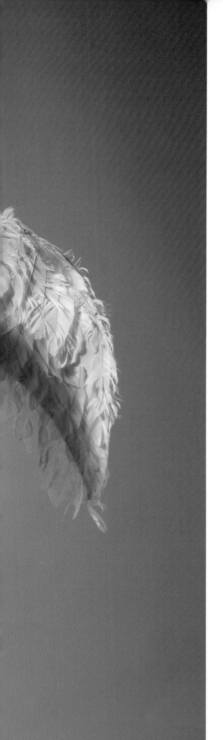

手术的美容项目为医学美容，是一定要在专业的医疗机构接受医生的治疗的。然而，许多美容消费者仍然不知道，除了手术动刀的项目以外，还有许多治疗同样是需要医生帮助的。像采用注射的手段或者使用激光、药物等，解决痘痘、皱纹、色斑等问题，也是属于医学的范畴，应该在专业医生的指导下进行或者直接接受专业医生的治疗。

生活美容和皮肤美容医学并不是互相矛盾，而是互补的。当我们的皮肤还很健康的时候，可以做做生活美容，保养一下肌肤。当皮肤出现问题的时候，则要懂得第一时间找专业医生解决，切不可病急乱"自"医。

美是件愉悦的事，即使是找医生，也一样可以在慵懒的享受中接受时尚、安全的非手术医学治疗。

衰老与延缓衰老

爱美心切，急于年轻化自己的容貌；明知人不可能不衰老，但是又希望自己能青春永驻，这些都是求美者的普遍心理。

衰老不是一天形成的，美丽也并不是一蹴而就的。要想年年18岁显然不太现实，可几乎90%的求美者都会问同一个问题"我做了这个治疗可以年轻多少岁？"

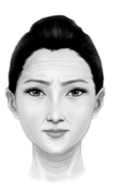

图1-1　面部衰老示意图

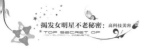

我们所能做的最大努力，就是将你的皮肤调整到一个比较理想的状态。抗衰老治疗更注重的是如何延缓衰老的脚步，而不是令人完全不会衰老。当然，做完治疗后是一定会有显得年轻的效果，但用"年轻多少岁"这样空泛的定义来形容改善程度，只能更空泛。每个人对年轻的看法都不一样，因此这个不能成为衡量治疗效果的标准。

抗衰老是一场需要我们长期战斗的拉锯战，需要毅力和决心坚持下去。通过医学的治疗后，衰老有所改善，但过后就不做任何保养，等于给皮肤吃一次大餐就再也不给皮肤吃米饭了，这样衰老还是会如期光顾的。保持美丽的皮肤可不是医生一个人的事情，求美者应与医生并肩作战，与时间赛跑，才能赢取美丽和延长青春。

依赖性与永久性

谈到高科技美容，爱美的人们期望值都非常高。除了要看到实际的效果外，最常见的问题是：接受这个治疗能够让美丽持续多久？会不会对治疗产生依赖性？以后不再接受同样的治疗了，皮肤会不会变得更糟糕？

追求"一劳永逸"的想法可以理解，谁都想只花一次钱就能换来使用一辈子的东西，这样的心理很正常。说白了，就是有点贪心，这是人之常情。这么多年来美容行业也的确存在一些比较混乱的概念。拿注射除皱来说，的确有些资料宣传某些填充剂的除皱效果可以维持终生，但是我个人不推荐使用。人体是一个有机体，肌体各方面的功能处在不停变化的动态进程中。比如说你到了40岁，某一天突然发现自己吃虾会过敏了，而以前是不会的，这就很直观地说明了人体免疫功能是会变化的。如果注射了一种不能被完全代谢又取不出来的物质，谁都不能保证若干年后随着你年龄的变化，身体会不会对这种存留的物质产生不良反应。

从另一个角度来讲，美是有流行性的，人体各个组织的形态也不是一成不变的。每个人不论是身体的还是面部的轮廓，都是日日在变化的。今天合适的填充部位和形态，过一段时间后未必就合适，于是当时看起来挺美的，以后却慢慢变得不谐调甚至丑陋。如果是永久性材料的话，想要改变，可能就不太容易了。

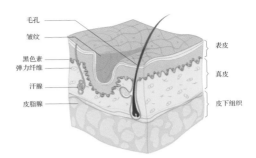

图1-2　皱纹示意图

至于依赖性，一般而言，只要你接受的是真正的医疗项目，肌体组织都不会对其产生依赖性。如果一定要说有依赖性，那也只是个人对美的一种追求，对追求到的"美"产生依赖。因为，习惯了自己漂亮时的状态，当疗效逐渐失去时就希望挽回曾经拥有的美丽。还有一个观点认为美容会上瘾，我不太赞同这个讲法，应该讲是爱美的心理会上瘾。今天皱纹去掉了，变美了，明天可能就会看着自己脸上的几个色痣不顺眼，从而继续接受去色痣的治疗；到了后天又发现自己鼻子有点儿低……总之，越美的人儿会越爱美，这是人之常情，谁都不会觉得自己美够了。

什么时候开始做美容

有些人总是病了才会去找药吃，病到已经熬不下去了才去找医生；而很多爱美的人总是到了皱纹一条条、色斑一片片的时候，才想起来去治疗。这就有点晚了，难怪经常听到爱美的人抱怨："这么多的皱纹，好烦呀！原来是笑起来才有的，现在是不笑也看得到，用什么产品都不管用！"

看着这些皱着眉头的人，我就在想，如果她们年轻的时候就开始保养自己的皮肤，也不至于三十多岁就出现静态纹了。如果在刚出现皱纹的时候就积极找医生治疗，衰老是完全可以延缓的呀！

一般25岁以后，皮肤就开始了老化的进程。每个人的遗传基因和生活环境不同，皮肤出现的问题和开始的时间也会有所差异。但是，如果想要避免问题的发生或者延缓衰老的出现，预防是很重要的。预防的方法很多，根据不同的肌肤，选择不同的方案才会起到好的预防效果。

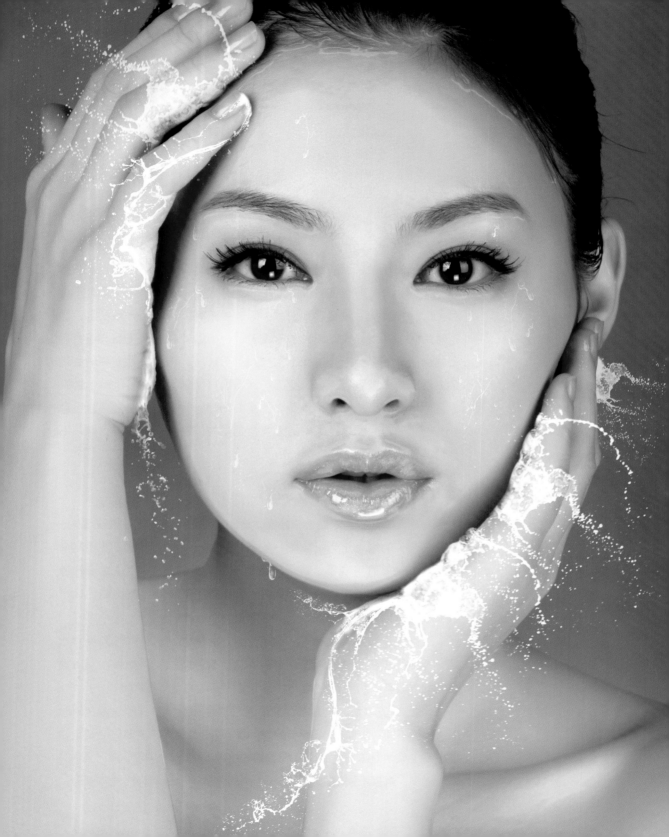

Chapter
02

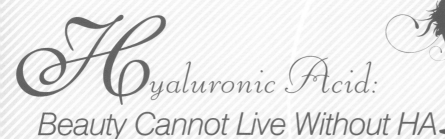

Hyaluronic Acid:
Beauty Cannot Live Without HA

玻尿酸：
没有我，怎么办

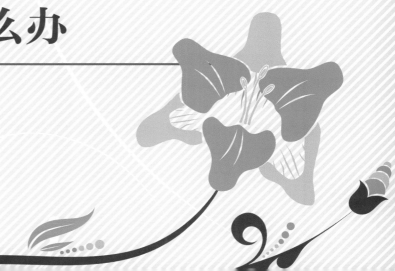

- ●美鼻当家——好运自然来
- ●迷人俏下巴——为性感加分
- ●不要泪沟——做个电眼美人
- ●法令纹——不再是权威的象征
- ●丰润QQ唇——让人忍不住想啾一下
- ●3D苹果肌——欢喜自然来
- ●旺夫相——不见得要天生
- ●种植面膜——干核桃变水蜜桃

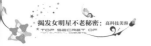

一、美丽前线

🌀 "如果没有玻尿酸，很多女明星会活不下去"

大S说："如果没有玻尿酸，很多女明星会活不下去。"这话一点不夸张，玻尿酸在演艺圈、时尚圈的受宠程度超出人们的想象。

风传著名球星贝克汉姆的妻子维多利亚，两片嘴唇原来是薄薄的，毫无魅力可言，后来变成让人羡慕的性感、丰满红唇，就是玻尿酸的功劳。台湾不少女明星都有三十多岁的"高龄"了，天使般的面孔看不见一丝皱纹，身体肌肤也娇嫩如婴儿，近乎零瑕疵。这些不老玉女的神话，也离不开它的一份儿功劳。有消息指香港某天后，也曾经注射过玻尿酸，把原本短而钩、凸起的鼻梁塑造成了俏丽的长尖鼻。

玻尿酸这么受明星们、名人们的宠爱，就是因为它几乎无所不能，可以令"丑小鸭"变成引领时尚风潮的"白天鹅"。它的用途很广，但用法很简单，就是你希望哪里凸就打哪里，而且打下去立竿见影。鼻子不挺，脸形没有立体感，可以把玻尿酸打在鼻梁来增高。下巴不够尖，想要一张瓜子脸又怕开刀动手术，现在只要注射玻尿酸就可以达成心愿。丰唇、丰颊也是它的拿手好戏，就连丰胸、丰臀也不在话下。

一个人如果满脸的皱纹，皮肤干瘪，这样看起来会比实际年龄老了10岁都不止。注射玻尿酸，无论是面部细小的皱纹，还是令人讨厌的法令纹，都可以轻松解决它们，使你恢复青春。

真是太神奇了，不用动刀、不用流血，想填充哪里就填充哪里，又没有恢复期。可能有人认为它维持的时间太短了，但是，换一个角度想，万一失败了，不用太久就可以恢复，不是比一辈子后悔要好吗？这样一来，后顾之忧就可以轻松解决了。

　　"玻尿酸，就像上帝用来制造亚当和夏娃的黏土。"这是明星们无上的推崇。上帝用黏土创造了人类，而我们用玻尿酸创造了人类的美丽。

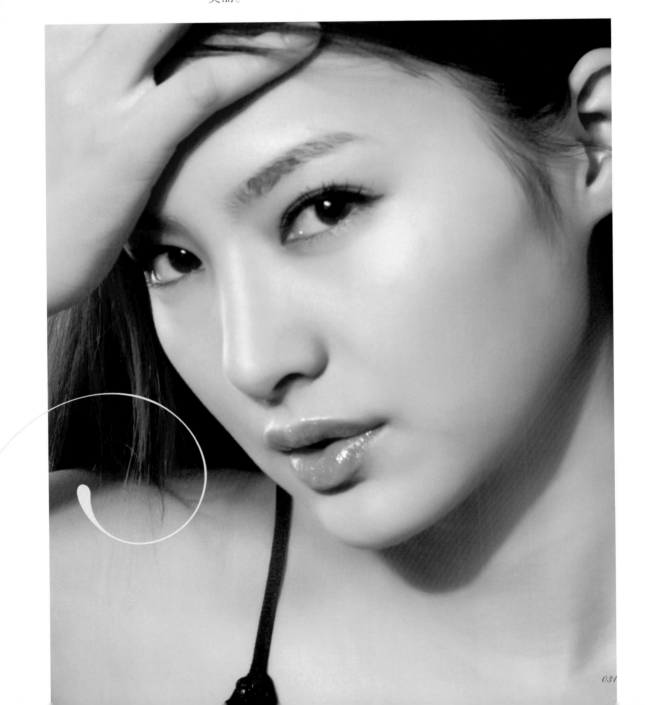

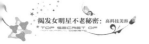

二、医生**见解**

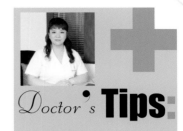

🐌 **玻尿酸就存在我们的身体里**

玻尿酸有个不太好记的医学名称：醣醛酸。另一个名称没那么拗口，叫"透明质酸"。最早玻尿酸是从牛眼玻璃体所萃取出来的，属黏多糖类的物质，外观上呈现透明的胶状，触感滑顺。由于保湿功能强大，玻尿酸最初的用途是作为化妆品的成分来到人们眼前的。某些国际品牌的化妆品，因为成分中含有玻尿酸就可卖个天价。

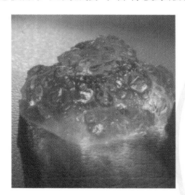

图2-1 玻尿酸

其实玻尿酸就是人体真皮组织的成分之一，只是很少被提起，所以大多数人都不知道。玻尿酸以胶状形态存在于人体皮肤的真皮组织中，可以储存水分，增加皮肤容积，让皮肤看起来饱满丰盈，显得有弹性。1分子的玻尿酸大约可以吸收500倍的水分子，因此只要少量就能达到很好的保湿效果。它对肌肤有多重要，想想婴儿的水嫩肌肤你就会明白了。

化妆品中的玻尿酸成分，只是高度稀释后的小分子玻尿酸，而将大分子玻尿酸应用于注射填充后，才将玻尿酸的最大优势挖掘出来。

玻尿酸在填充和除皱上是个创举。在此之前，很多人都知道肉毒杆菌素，却不知有玻尿酸。肉毒杆菌素一直是个美容天王，而今玻尿酸也跃上了这个宝座，成了与肉毒杆菌素平起平坐的美容天后。它们各有不同的用处。肉毒杆菌素用于去除动态皱纹或者瘦脸等。玻尿酸则主要用于去除静态皱纹和填充凹陷，想撑哪里就撑哪里，想怎么凸显就怎么凸显。

超强除皱，修饰脸形，玻尿酸两大王牌应用

玻尿酸能够支撑起皮肤的缺损之处，除了本身的体积外，还由于它能够帮助肌肤牢牢地锁住水分，让缺失水分的干裂肌肤由于受到水分补充而饱满起来。丰满嘴唇与脸颊、高挺鼻梁、圆润下巴、修复凹疤等方法，就是利用了玻尿酸的这种功能而实现的。

随着年龄的增长，人体细胞中的玻尿酸会渐渐流失。30 岁时，肌肤内的玻尿酸含量只有婴儿期的 65%，到了 60 岁更是低到了 25%。岁月带走了年轻时身体内丰富的玻尿酸，皮肤失去了储水的能力。没有水分滋养的肌肤会逐渐变得暗沉、老化，不再有光泽、充盈的感觉，没有弹性，变得凹陷，细小的皱纹就出现了。前额纹、眉间纹、法令纹、鱼尾纹等，是许多爱美人儿曾经苦恼不已的"面子问题"，现在有了玻尿酸注射就可以一针解决。注射入皮下的玻尿酸能够与真皮层内原有的玻尿酸完全融合，帮助缺水的肌肤汲取并锁定水分，恢复肌肤原有的弹性及光泽，使肌肤恢复饱满充盈的年轻状态，即时抚平皱纹。

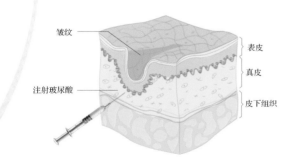

图2-2　在凹陷部位的真皮层注射适量的玻尿酸

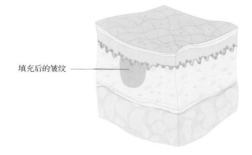

图2-3　注入玻尿酸后凹陷、皱褶、纹路变得饱满平坦

玻尿酸对修饰脸部的缺陷也有相当大的优势。尤其是对命相讲究的中国人，玻尿酸的出现无异于让爱美的人看到了一道希望的曙光。面相学里，命好的人都有个光滑高广的额头，所谓天庭饱满、地阁方圆；再加上眉眼清秀、鼻子高挺丰圆、脸颊丰润、唇红齿白、下巴丰腴，则是完美无缺的了。

当然，想要拥有这么完美的面相是不容易的。人们并不一定苛求

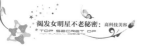
自己完美，但是人们一定苛求自己不要有明显的缺陷，比如鼻子山根不高、眉毛下垂、额骨过高或扁平等，这些缺陷就成了爱美的人们迫不及待需要解决的问题。另外，亚洲人的面部轮廓过于扁平，普遍缺少立体感。如果有严重的缺陷，五官就显得更不谐调，与美丽就更无缘了。

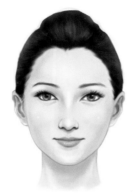

图2-4 "好"面相天庭饱满、地阁方圆

玻尿酸注射技术给爱美的人们带来了福音，不用手术，就能解决一些以前没法改变的棘手问题。采用大分子的玻尿酸可以补充皮下组织容量，改善面部轮廓缺憾，使各部位的比例尽量接近黄金比例，实现完美轮廓的梦想。丰满苹果肌、面颊，丰盈太阳穴，圆润耳珠，修饰唇形，完美下巴，都是玻尿酸适用的范围；甚至全面部、颈部、胸口、手背等，玻尿酸也有用武之地。

永久性与安全性的矛盾

可是，一说到注射，人们就担心，身体里面放入了异物，会不会有什么危险？这要从皮下填充性治疗说起。

所谓填充性治疗，就是在皮下注射一些人工合成或是生物提炼的物质，借此修补组织缺陷、凹洞、塌陷以及皱纹等问题。此外，这种皮下填充的方式还能修整我们的五官，美化我们的脸形，却不用开刀，因此在繁忙的现代社会中越来越受到大家的喜爱。在玻尿酸出现之前，就有不同的材料用于真皮层的填充术作为除皱或者填补凹陷的选择，但是每种材料都有不可逾越的缺陷。玻尿酸问世后，就几乎取代了以往的各种填充材料。

为什么玻尿酸如此受欢迎呢？首先是过敏率极低。过去的生物技术不发达，是从脊柱动物的结缔组织如鸡冠等萃取玻尿酸的。现在使用的品牌玻尿酸，是通过生物技术制造出来的，只要严格规范操作，基本不用担心过敏及感染等问题。

由于玻尿酸是人体真皮层中原本就存在的保湿物质，注射入皮肤的玻尿酸会与人体完全融合。过一段时间后，它就会被身体内的玻尿酸酶慢慢分解代谢掉了。所以，玻尿酸用于美容的最大优点就是安全性高。

世上没有两全其美的事情，往往优点也是缺点。对于追求永久整形效果的求美人士来说，玻尿酸维持的时间太短了，仅仅半年到一年左右的时间而已，经济上好像不太划算。不过，事情都是两方面的，看你更看重的是什么了。是追求安全却短暂的美呢，还是追求保持时间很长却存在健康隐患的永久呢？我认为：美丽是梦想，健康是前提。

治疗过程快捷，10分钟见效

不开刀、不流血、不必担心承受失败的风险就能收获美丽，这是多少年来人们想都不敢想的事情，而在今天，玻尿酸可以帮助我们轻松实现。不过，要想得到你心仪的美容效果，与医生沟通及了解治疗的过程仍是关键的一环。

良好的交流是治疗成功的前提，我们要与医生讨论需要施打的部位以及想要塑造的形状，大家目标明确且一致，治疗后才不会造成期望值的落差。同时还必须签订同意书，并在术前和术后拍照作比较。为了避免痛感，治疗前要涂麻醉药膏并用薄膜覆盖以确保麻醉的效果；另外，还要进行常规的清洁和消毒。

施打玻尿酸后，立即就可以看到注射的效果。如果觉得需要补打，只要与医生沟通好，一周后就可以进行。

玻尿酸的种类

玻尿酸的来源有三：动物组织萃取、细菌发酵法制造或是化学合成。无论玻尿酸的来源是什么，它的化学组成及结构都是类似的，只

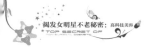
是有的结构比较松散，有的比较紧密。目前在注射美容中使用的玻尿酸，主要是细菌发酵制成的。它的分子有大小不同的体积，适用于治疗不同的皮肤问题。

选择玻尿酸分子的大小主要取决于纹路的深浅及组织的凹陷程度，一个部位要依形态、组织厚薄、填充深度去作评估，甚至可能需要同时用到大分子及小分子，填充后才会显得完美，因此分子大小的选择并不是绝对的。以下列表格简单地来说明：

表2-1：分子大小不同的玻尿酸的填充功能

种类	注入位置	用途	维持期
小分子	真皮浅层	填充泪沟、去除眼部静态细纹	3~6个月
中分子	真皮中层到下层	填充法令纹、丰颊、丰唇、丰太阳穴、丰耳垂	6~9个月
大分子	真皮下层	填充法令纹、丰颊、丰唇	6~12个月

注射填充治疗毕竟是把外来物质打进自己的身体里，以任何材料来进行注射都应该谨慎地面对，这是身为消费者的权利，也是保护自己的重要方式。负责任的医生都会很乐意告诉你，他所使用的玻尿酸的品牌、分子量及特色，也会当着你的面拆封，当场给你看，这也是保障彼此权益的重要程序。

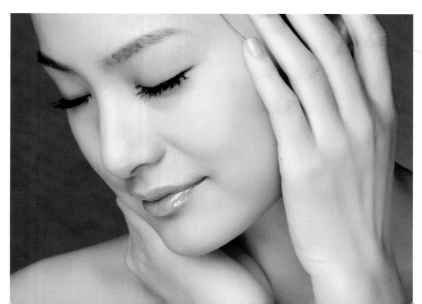

New Era of True Beauty: Being Myself!

三、美丽革命——
我也是大明星！

🌀 美鼻当家——好运自然来

适用范围： 山根低、驼峰鼻、鼻珠不显		**疗程建议：** 半年到一年左右1次	
治疗时间： 15分钟左右		**恢复时间：** 0～7天	
疼痛指数： ★★☆☆☆		**维持时效：** 6个月左右	
安全系数： ★★★★☆		**费用预估：** ￥4000～8000（按剂量收费）	

一个挺直、流畅的鼻子，给人以聪颖俏美的感觉；而第一眼性感的流露，则从优雅鼻子开始。一个有气质、富有韵味的女人，鼻子挺直，自信而内敛。

面是一朵花，全靠鼻当家

鼻子位于脸的正中心，是个耀眼的部位。有人说："面是一朵花，全靠鼻当家。"好像还真是这么一回事。虽然鼻子在脸部的范围不大，却影响整个脸形的立体感。尤其鼻梁在经过填充物注射后，仅在方寸之间做了小小的变动，给脸部带来的改变却是令人意想不到的。

中国人大多生得精巧，不像外国人那么鼻梁高耸、脸颊宽大。所以，我们不能给东方人做一个高耸而巨大的鼻子，不然脸部看起来会非常不协调。但是，小脸的鼻子也有高挺的权利，比如林志玲，她就有个高挺的鼻子。这个鼻子让她看起来小巧玲珑，而且气质非凡，整个脸形也很有立体感。小脸怎么配高挺的鼻子，这就考验医生的审美眼光和实践经验了。

隆鼻也是艺术活

说起鼻形美容，许多人不以为然，跟我说："隆鼻有什么难的，把鼻子垫高不就得了！玻尿酸隆鼻过一段时间要再做一次，太麻烦了，用人工假体就省事多了！"

如果美眉们也是这么想，那真是大大误解了隆鼻的意义。鼻形的缺陷大致有三种：山根低、驼峰鼻、鼻头较短（即常说的朝天鼻）。

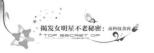

千万不要以为隆鼻怎么做都差不多，没什么技巧性。隆鼻也是艺术活，也是要花心思去钻研的。

玻尿酸隆鼻与假体隆鼻在隆鼻领域各有所长，选择何者应该视鼻形缺陷来决定。如果是整个鼻梁塌陷，使用假体隆鼻效果更好。如果仅是山根低或者是驼峰鼻，用玻尿酸修饰是最合适不过的，完全没有必要接受手术隆鼻。

三种鼻形缺陷的治疗

鼻子的上半部分被称为山根，位于两眼之间，是鼻梁的起始点。按命相的说法，如果山根高，则年轻时候不必辛苦，自有贵人帮忙，属于好命的类型。山根当然不能决定我们的命运，但确实影响美丽。山根扁塌的女性，最容易显得双眼的间距过宽，看起来两眼无力、眼神涣散，一副困倦的样子。有这种问题的人，其实只要注射一点点的玻尿酸，把山根提高，两眼的间距自然就会缩短，眼神就会比较集中。这样一来，眼角也会看起来比较开，使得眼睛的长度增加，像是做了开眼角手术，但是效果很自然，完全不会在眼角留下任何疤痕。

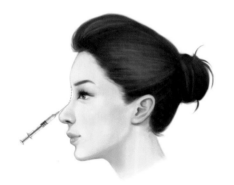

图2-5　山根提高一点点，立体感呈现

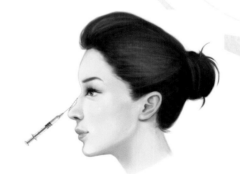

图2-6　增加凸起两侧的高度，告别驼峰鼻

驼峰鼻指鼻梁的上端有凸起，形似驼峰或结节状。驼峰鼻不仅影响面部美观，特别从侧面看时，会削弱女性的亲和力。如果驼峰的凸起不是非常明显，一样可以用玻尿酸垫高驼峰两侧的高度，免受开刀之苦，就可以拥有一个直挺、俏丽的鼻子。

传统审美观认为鼻头要略微往上翘较为好看，而中国人则将鼻头视为一生的财富，圆润的鼻头被认为较具有财运。有了玻尿酸，创造出微翘圆润的鼻头也成了轻而易举的事。不过，由于鼻头的神经较丰富，血流量大，组织也较紧致，在施打时，会有较明显的酸、麻、胀，常常边打边飘泪。一次打得太多也易有溢漏的问题，会影响到鼻头的血液循环，因此，要想做出漂亮的鼻珠，建议分2~3次来施打，就可逐步修饰出立体、细致的微翘鼻珠。

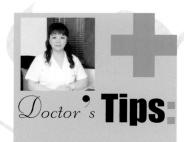

Doctor's Tips:

玻尿酸隆鼻，如果只是微调山根或者调整驼峰鼻，治疗过程中没有青紫现象发生的话，通常几个小时后就与常人一样了。如果是整个鼻梁加高，调整的幅度比较大的话，也就是说打的玻尿酸比较多的话，治疗后的三天内，可能会有局部的轻微红肿，鼻部皮肤会发亮；如果有明显的红肿或严重的疼痛不适，就必须立即找医生处理。

如果鼻部有青春痘、伤口，则不适宜马上做玻尿酸隆鼻治疗。刚做完治疗的一周内，尽量不要大力地按摩或者压迫鼻部，以避免玻尿酸移位，造成治疗处变形。

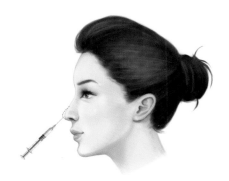

图2-7　玻尿酸可逐步修饰出立体、圆润的微翘鼻珠

根据你原来鼻珠的形状，医生会帮助你选择一步到位，还是多次修饰的方法，达到完美的鼻珠塑形。

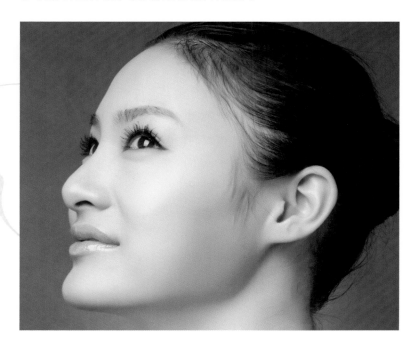

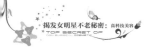

迷人俏下巴——为性感加分

适用范围：	下巴短	疗程建议：	半年到一年左右1次
治疗时间：	15分钟左右	恢复时间：	0~7天
疼痛指数：	★★☆☆☆	维持时效：	6~12个月
安全系数：	★★★★☆	费用预估：	￥5000~10000（按剂量收费）

有人如此描述美人的下巴：瓜子脸的最尖端，精髓的输出点，美丽的"好望角"。韩国美女大长今的扮演者，是东方美丽与气质兼具的典型，她就具有女性柔美标致的下巴。她那精致下巴略尖与略朝上的俏模样，是现代美女黄金倒三角的典范，流露出娇俏女性独有的妩媚，对男人充满吸引力。

短下巴，脸部形象的败笔

就通常意义而言，下巴并不属于五官范围之列，但它对脸部的轮廓线条却有着至深的影响。如果将脸庞比作一篇文章，那么下巴就好比文章收尾的那段——下巴匀称漂亮，收尾就收得好，即使脸部五官平平，流畅均衡的脸廓线条也会给人以清朗悦目之感。但如果下巴有外形缺陷，收尾收得粗陋不佳，则会破坏脸面的光彩，为整个脸部形象添上败笔。

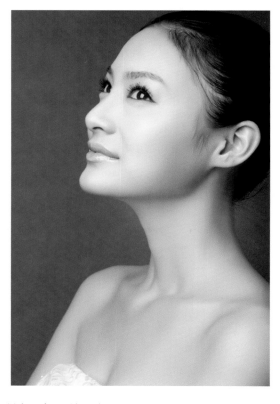

理想的下巴约占整个脸长的1/6，从侧面看，与眉心在同一垂直线上。一般认为，下巴在垂直线之内则为过短，而在线外则为过长。对东方人来说，下巴过于后缩的情形比较普遍，形成脸下部的轮廓模糊，令面部看来较圆或者是较短。因为这个缘故，东方人很少有精致的侧脸美人。要想让侧脸看起来也漂亮，鼻子、下巴是关键。首先鼻形一定要很立体而精致，下巴则不能太短。从侧脸看，下巴要有微微往前翘的弧度，才有机会当侧脸美人。

由于天赋各不相同，标准纤秀的下巴只为少数人所有，但这并不意味着美丽的下巴对于多数人而言是不可企及的。那有什么办法可以改善，让整张脸的比例看起来协调些呢？就是我们现在介绍的玻尿酸注射。不过，动一动下巴就让全脸变美，也是很考验医生的审美眼光的。

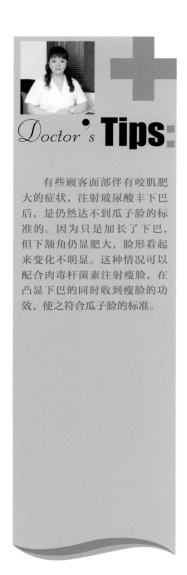
有些顾客面部伴有咬肌肥大的症状，注射玻尿酸丰下巴后，是仍然达不到瓜子脸的标准的。因为只是加长了下巴，但下颌角仍显肥大，脸形看起来变化不明显。这种情况可以配合肉毒杆菌素注射瘦脸，在凸显下巴的同时收到瘦脸的功效，使之符合瓜子脸的标准。

微调美人，加长加翘下巴

拥有一个尖尖的美人下巴，化身为降临凡间的俏丽精灵，是无数女生的美丽梦想。彭丽一直觉得自己的下巴有些短，不经意在杂志上看到有人在香港用玻尿酸拉出尖下巴，之前发胖的师奶脸变成漂亮的瓜子脸。她大为心动，决定尝试一下。

经过和彭丽沟通，确定了她理想中的下巴是什么样的，我给她选用了大分子的玻尿酸把下巴往下加长加翘。并且根据上、下颌外凸的情况，做出一个有漂亮弧度的下巴，如此可以微调全脸比例，使国字脸变成瓜子脸。

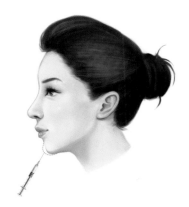

图2-8　加长加翘下巴，国字脸变成瓜子脸

做完后，彭丽说能感觉到玻尿酸一直挤进来，有些胀胀的，但不会很痛。根据以往顾客给我的反馈，她的下巴不会红肿，只是在注射处会留下几个比粉刺还小的印子。这些微胀的感觉和小印子会在几天内很快消失。我告诉彭丽，这段时间除了不要大力地挤压下巴处，什么都不用担心。

用玻尿酸注射拉长下巴，效果是立竿见影的，做完就可以看出彭丽的下巴变俏丽了。虽然只是改善了一下下巴，但是她整个脸部的轮廓有了奇妙的变化：嘴巴不再是向前凸出的，脸部的线条也比以前好看很多。有了尖下巴，连五官也立体起来，现在不管是正面还是侧面，彭丽看起来都是一个漂亮出众的小美人了。

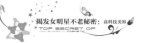
🐚 不要泪沟——做个电眼美人

适用范围：泪沟		疗程建议：半年到一年左右1次	
治疗时间：15～30分钟		恢复时间：1～7天	
疼痛指数：★★☆☆☆		维持时效：6～12个月	
安全系数：★★★★☆		费用预估：￥4000～15000（按剂量收费）	

在赵本山的小品里，有这么一段：老头、老太太要去表演，老太太非要给老头画眉毛不可。老头抬头坐着，老太太从背后给他画。画完，老头对着镜子一看，哎呀不得了，眉毛怎么跑到眼睛下面来了呢？原来老太太看见老头脸上的两道泪沟，以为那是眉毛，就照着给画了。这小品可丝毫不夸张，严重的泪沟就和眉毛差不多粗，有些甚至比眉毛还要粗。

再好的遮瑕膏也掩饰不了

微博达人小陈就领教过泪沟的厉害。她平时很喜欢玩自拍，把自己的照片上传到网络与网友分享。可是，一直有个无法解决的困扰，就是她的泪沟很明显，拍好的照片看起来像个深宫怨妇。小陈试过涂眼霜、敷眼膜，都没有什么效果，就连化妆也盖不住那泪沟。没办法，她在上传相片之前都要用修图软件狂修一番。

本来以为那是眼袋，想去割又怕上手术台。来到我办公室的时候，小陈还不清楚是怎么回事，难以作出选择。我诊断出那是泪沟，建议她使用玻尿酸。没想到这是小陈第一次听说玻尿酸和泪沟，我给她耐心讲解了相关的知识。

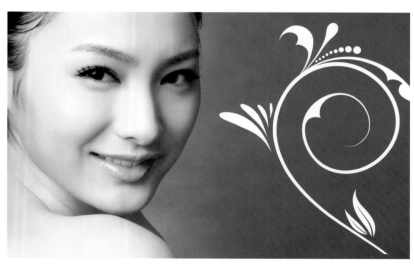

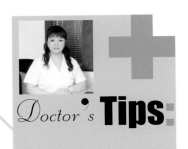

玻尿酸填泪沟，有一个最困难的地方，就是跟嘴唇一样，有可能出现青紫，原因是这两个部位的血管都非常丰富。如果第一针就出现较为严重的青紫，就得暂停，改天再打。刚出现青紫的部位看起来像是比较深的黑眼圈；过了几天，青紫开始消退时，皮肤表面又会变得像是擦了碘酒，呈现淡黄的色泽。所以，填泪沟千万不要在重要行程的前几天施打，最好是提前两周，则更为保险。

另外，如果想使泪沟填充术后的效果更加完美、维持时间更长，或眼周有泪沟的同时伴有皱纹等，可以在注射玻尿酸的同时，联合 PRP 或雷激光来治疗。

和小陈有同样困扰的顾客很多，也常误认为自己是有眼袋。泪沟和眼袋是两回事，用一个简单的方法就可以分辨两者：从侧面观察，眼袋有凸出感，而泪沟却是凹陷。

泪沟是指由内眼角开始出现在下眼睑靠鼻侧的一条凹沟，有的人甚至可延伸到脸颊。泪沟一般是先天性的，眼皮较薄的人常常会比一般人更明显。泪沟通常在年轻时不会很明显，这是因为年轻人皮下脂肪较为丰富，皮肤也较为紧绷，因此只会有隐约的轮廓。不过，随着年龄的增长，皮下脂肪日渐萎缩，皮肤会变薄并因弹性降低而下垂，下眼皮内侧的泪沟就会变得很明显。由于泪沟的凹陷与周围皮肤的对比映衬，使下睑组织看起来有些臃肿、凸出，由此很容易被认为是眼袋，但其实那只是泪沟变深给人的错觉。

一旦眼睛有了明显的泪沟，就会让双眼失去光彩，看起来很疲惫，好像没睡好一样。所以难怪小陈这个"拍照狂人"，拍出来的每一张照片看起来都很憔悴。

填泪沟的难度系数

填充小分子玻尿酸，是解决泪沟凹陷的有效方式之一。有时只要一点点的量，就能带来让人焕然一新的亮眼效果，是最值得爱美人士投资玻尿酸美容的上上之选。听了我的讲解和推荐，小陈欣然同意了。

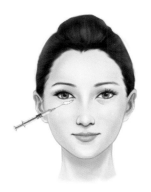

图2-9 填充泪沟示意图

　　不过，可别小看泪沟这一小块区域，填充泪沟在玻尿酸美容项目中的难度是数一数二的。这是因为眼周皮肤很薄，稍不注意就会造成凹凸不平或过量；另外，因为眼周经常运动，施打位置精准才能保持效果耐久，这些对医生的经验和手法都是一个很大的考验。

　　小陈最担心的是注射时会不会痛，毕竟是在眼皮子底下打针。也许大家都觉得眼周很敏感，填充泪沟应该很痛。事实上刚好相反，眼周是所有玻尿酸注射中最不痛的位置。治疗前，会在治疗部位涂抹麻药。由于眼下皮肤较薄，因此麻药的效果很好，我会仔细地考虑进针角度、推打玻尿酸的速度和用量，所以有八成的人打针时几乎没有感觉。

　　这是小陈第一次尝试玻尿酸，虽然有心理准备，但躺在治疗床上还是很不安。开始打针时，听到玻尿酸被挤出针管时所发出"啾啾啾"的声音，她显得更紧张了。幸好整个施打过程很短，一会儿工夫就好了。她事后说并没有特别的疼痛，跟想象中不大一样，只有酸胀的感觉。

　　我告诉小陈，回去后一两天内眼部可能会有点不适，叮嘱她只要敷眼膜加强保湿，不适的感觉应该很快就会过去。没了泪沟后，只要上淡淡的眼妆，小陈整张脸就变得非常精神了，玩自拍上传照片，再也不用修图软件帮忙了。

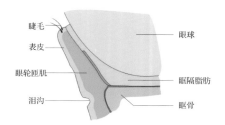

图2-10　泪沟填充前示意图

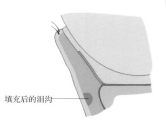

图2-11　泪沟填充后示意图

法令纹——不再是权威的象征

适用范围：法令纹	疗程建议：半年到一年左右1次
治疗时间：10 ~ 15分钟	恢复时间：1 ~ 7天
疼痛指数：★★★☆☆	维持时效：6 ~ 10个月
安全系数：★★★★☆	费用预估：￥5000 ~ 10000（按剂量收费）

对男士来说，最尴尬的事情莫过于有人对着你的照片看半天，然后说："你跟你爸爸真像！尤其是那道法令纹。"法令纹也叫做鼻唇沟，是鼻翼两侧的两条皱纹。曾经有很多男性觉得法令纹是权威的象征，不过，现在观念上有了很大的变化，很多人会觉得法令纹的出现是皮肤老化的象征。玻尿酸注射去除法令纹，效果可维持一年左右，空服员、艺人和政商界人士极为青睐这类治疗。

权威也要亲和力

我对一位顾客至今记忆犹新。他姓周，是和太太一起来的。在整个面部皮肤改善计划的咨询中，周先生侃侃而谈，咨询的问题相当专业，全是针对他自己的皱纹和肤质的，表现出对美容专业知识有相当的了解。我微笑着认真倾听，为他对皮肤美容医学行业的深度认知感到喜悦，同时指出他的一些似是而非的误解。周先生很坦诚地接受了。

周先生请我为他提供一个合适的皮肤改善方案，我仔细观察了他的整个面部皮肤和轮廓。实事求是地讲，周先生年轻时一定是个靓仔，即使现在青春不再，皮肤的光泽度和弹性在同龄人中也是不错的。只是在45岁的年龄，任何人的脸部都会有点自然的松垂，他比较突出的问题就是两道较深的法令纹了。

"如果能够让面颊部的皮肤再紧实一些，同时让鼻唇沟不那么明显，是不是就会比现在的状态更好些？"我一边让他对着镜子，一边向他解说治疗后会出现的效果。周先生认真地听着，想象着可能出现的变化，同时频频点头，表示同意我的看法。

"不过，法令纹可是权威的象征哦！"我调侃他。听了我的玩笑，周先生马上摇头："哪里是权威呀！我的手下都讲，周总不笑时好严肃。我不想让下属有这样的感觉，这样不利于沟通。"这时他的太太也微笑着颔首表示赞同。

"那就首先选择大分子的玻尿酸注射填充改善法令纹吧，效果是立竿见影的。你的下属马上就会发现周总变和善了，但却不知道为什么，

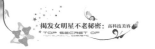
猜想可能是周总的心情比较好吧！"说到这里，我们都笑了起来。我还建议他，"接下来，如果你想进一步紧实皮肤，让气色和状态更好的话，就改天再接受Thermage（热酷紧肤）的治疗。"

"好，就照你说的办，现在就开始吧！"作出决定，周先生一扫刚才的焦虑，显示出了果断爽快的性格来。

再做两次，和二十多岁时一样年轻

我让护士给周先生做常规的术前照相，以便与术后的效果作对比。按照规定，这些照片是客人的隐私，不能流传出去。

拍完正侧位片，我让助手给他敷上表麻。30分钟后，助手安排周先生到了无菌治疗间。周先生提出要让太太进来陪伴的要求。助手委婉地告诉他，我们无菌治疗间是不允许非医护人员在场的，而且治疗的时间很短，十多分钟就可以结束。周先生大度地表示了理解，并充满信心地告诉我："我相信你，李医生。"可脸上却是一副为了美在所不惜的神态，让人看了忍俊不禁。看来，对美的追求是不分男女老少的，英俊、漂亮的外表是每个人的梦想，哪怕梦想的实现需要接受一些考验。

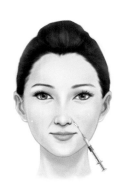

图2-12　注射填充法令纹示意图

做完治疗后，当场可以看到他的法令纹有很大的改善，周先生对效果表示非常满意。几个月后他过来复诊，这一次连周太太也开始接受玻尿酸种植面膜的注射了。临走的时候，周先生还打趣地说："李医生，你说我再做两次，是不是跟二十多岁的时候一样年轻了？"看来爱美无止境呀！

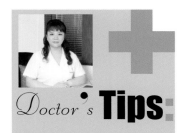

Doctor's Tips:

法令纹很多人都会有，无论男女老少。只要觉得不好看，随时可以通过玻尿酸改善，不要等到法令纹随着年龄增加日渐深邃才想到改变。法令纹的填充适合用蕨状打法，以大分子的玻尿酸每隔0.5厘米垂直打在法令纹的下方，像蕨叶的叶片一样，分段将法令纹的凹陷一段一段地撑起来。这样的手法可以打开法令纹皮下的粘连组织，让填充的效果更完美。对于伴有肌肉下垂较为严重的法令纹，要想取得比较完美的效果，还要联合其他技术一起治疗。

🐚 丰润QQ唇——让人忍不住想啾一下

适用范围： 唇薄		**疗程建议：** 半年左右1次	
治疗时间： 5～10分钟		**恢复时间：** 无	
疼痛指数： ★★★☆☆		**维持时效：** 3～6个月	
安全系数： ★★★☆☆		**费用预估：** ￥2000～8000（按剂量收费）	

　　一双娇美的嘴唇，是每一个美女不可或缺的标志。在中国的传统文化里，提到美人，必定少不了那双娇嫩红艳、小巧精致的樱唇。现代美人也无一例外拥有一双QQ樱桃唇。无论是舒淇、宋慧乔，还是安吉丽娜·朱莉，这些大明星出现在银幕上、海报上，那性感的朱唇配上迷人的微笑和妩媚的眼神，美得令人窒息。在自己的双唇上绽放诱惑魅力，恐怕是所有花样女孩儿共同的梦想。

最美的嘴唇是什么？

　　英国一家媒体曾经有一个美容整形排行榜的报道，安吉丽娜·朱莉因为拥有一副性感翘唇，成为美唇掌门人。不过，美国有专家发明了一款美唇评分软件，发现她的嘴唇并非最美。这个测评项目包括双唇的比例、尺寸、丰润度、纹理、色泽和形状，拔得头筹的是意大利名模女星莫妮卡·贝鲁奇。她的双唇被评为"丰润、柔滑，呈理想比例，双唇的厚度正好是宽度的2/3"，得到满分，最具吸引力。

　　毫无疑问，美丽百分百属于艺术范畴，很难定义，而且绝对主观。美很多时候是一种"谐调"，就算不是每个部位都很美，但整体搭配和谐，就会有独特的韵致。这种搭配也可以说是上天的杰作，"增一分嫌太多，减一分嫌太少"——这是属于每个人自己独特的美。所以，用程序去测量美只能是一个茶余饭后的八卦谈资。

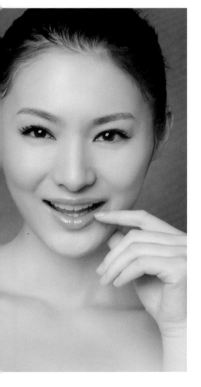

　　美还跟传统的审美观念有关。西方人喜欢立体感强、棱角分明的美，认为眼睛凹、鼻子凸、嘴唇大是富有魅力的美。安吉丽娜·朱莉的双唇饱满丰厚，在西方人眼中就显得性感撩人。可是在东方人看来，最美的嘴唇应该是宋慧乔那样的，线条利落，轮廓丰满，有立体感又没有安吉丽娜的那么夸张，不失清秀雅致。总之，美的观念是"仁者见仁，智者见智"，想要做全人类都喜欢的美人儿，那是不太可能的。

　　双唇是女人们脸孔上最引人注目的部位，太厚，似乎不够精致；太薄，又似乎缺少几分性感。一个人是否美貌，是否活泼，是古典还是现代，很大一部分都取决于她的嘴唇。如果整成和自己喜爱的明星

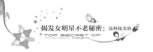

一模一样，肯定是画虎不成反类犬，不能变美反而带来遗憾。

找对医生，是成功丰唇的关键

玻尿酸是支撑肌肤弹性的必要成分之一，由于它的低敏性和无排异性，一直是影视明星和各界名流最为喜欢的一种注射丰唇填充物。它注射完后不会影响正常生活，手感自然柔软。

想要有丰盈、饱满的嘴唇，在打玻尿酸时，除了得拉出细致的唇线外，一定要再增加嘴唇的厚度及体积，这样才会显得饱满。不过，东方女性的轮廓普遍较清秀，五官不够突出，有个过分丰满的唇，则会影响整体美感。想要丰唇的话，还是需要和医生沟通一下什么样的唇最适合自己。

每个人对美唇的定义无法统一，但性感是每个女人追求的共同目标。嘴唇性感很重要的一个元素就是丰满，如果做完后显得过于"硬朗"，看起来不够柔软，男人们怎么会有吻上去的冲动？上唇的唇线就像是性感的胸部曲线，有弯度才有感觉，唇线僵硬也说明注射失败。天然的唇形一定是下嘴唇比上嘴唇略厚一些，而如果你精心修饰后的双唇恰恰相反了，那么可就弄巧成拙了。

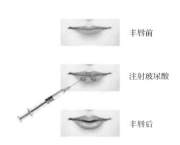

丰唇前

注射玻尿酸

丰唇后

图2-13 注射丰唇示意图

提醒一下，嘴唇血流量大，而且神经又多，因此丰唇是所有玻尿酸注射中疼痛感、肿胀感最明显的。施打前，要先做好麻醉；同时找一位经验丰富的医生，才能避免变成电影《东成西就》中欧阳锋的香肠嘴。

另外值得提到的一点就是，玻尿酸丰唇不但适合唇部不饱满的人，也适合血色差、干纹多的双唇。注射玻尿酸后可以明显改善双唇细胞吸水性，让嘴唇变得水灵娇嫩。

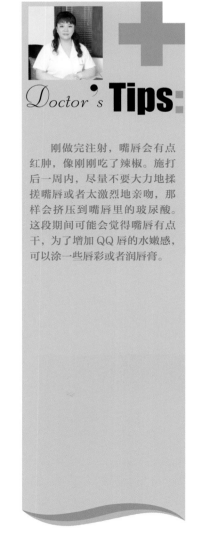

Doctor's Tips:

刚做完注射，嘴唇会有点红肿，像刚刚吃了辣椒。施打后一周内，尽量不要大力地揉搓嘴唇或者太激烈地亲吻，那样会挤压到嘴唇里的玻尿酸。这段期间可能会觉得嘴唇有点干，为了增加QQ唇的水嫩感，可以涂一些唇彩或者润唇膏。

3D苹果肌——欢喜自然来

适用范围：苹果肌塌陷	疗程建议：半年到一年左右1次
治疗时间：15～30分钟	恢复时间：1～7天
疼痛指数：★★☆☆☆	维持时效：6～12个月
安全系数：★★★★☆	费用预估：￥5000～15000（按剂量收费）

总听到有人说，某某天生笑脸。笑脸怎么会天生呢？其实这秘密就在苹果肌上。许多美女之所以迷人，除了五官标致之外，那副笑起来甜到不行的笑容，才真正是倾国倾城。这些美女看起来如此甜美、青春，让人忍不住想咬一口，就因为她们脸上的苹果肌。那种让人甜到心底的感觉，使得"苹果肌"成为流行时尚的新指标。

让人羡慕的苹果肌

苹果肌位于眼睛靠近泪沟下方的倒三角形部位，也就是脸部颧骨最平整的地方。年轻时，这里充满着皮肤与脂肪组织，看起来饱满丰厚，微笑或做表情时受脸部肌肉的挤压会稍稍隆起，看起来就像圆润的红苹果，这就是苹果肌名字的由来。

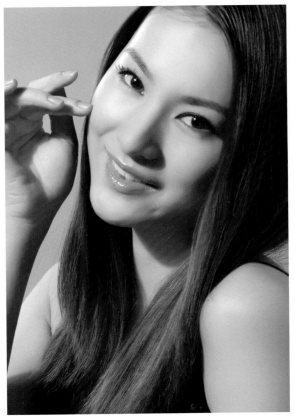

苹果肌又称笑肌。它可让双颊呈现漂亮的"S"形曲线，脸部静止时看起来也会有笑意；轻轻一笑，那就更甜美了，让人透着热恋中的甜蜜好气色。所以，拥有完美苹果肌的人较易得到异性缘及好人缘。苹果肌特别发达的人，侧脸的线条，也有明显的立体感。反之，很多漂亮女人，就算五官长得很细致、皮肤也不错，但只要脸上少了"苹果肌"，就会呈现过度瘦削的面相。即使化妆时再努力上腮红，也画不出苹果肌的甜美效果，让人有难以亲近的感觉。想知道"苹果肌"对女性的脸部线条有多重要，不妨仔细看看林志玲的照片。

这听起来有些搞笑，但确实如此：韩国人认为有苹果肌的女性，非富即贵，是通往豪门的好命肌。

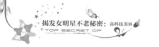
苹果肌在我们年纪小的时候特别发达。随着年纪越来越大，体内的胶原蛋白、玻尿酸慢慢流失，苹果肌也渐渐凹陷、下垂，导致泪沟与脸颊纹加深，整个脸部就会显得苍老、无神。由此可见，苹果肌的存在与否对于脸部年轻化有着举足轻重的作用。另外，对于颧骨很高的女性，如果能把苹果肌打起来，在视觉上可以掩饰高耸的颧骨，降低表情严肃、不易相处的刻板印象。

利用大分子玻尿酸注射在颧骨上方，重建流失的苹果肌，除了可以解决眼睛下方的凹陷问题，让泪沟变得不明显外，还可以使平板的脸部因为苹果肌的弧度加大而变得立体起来，这种打法能够给求美者带来巨大的惊喜。

有了苹果肌，笑容很甜美

在众多客户里面，我至今记得张小姐。张小姐的皮肤薄，泪沟跟苹果肌都非常凹陷，以至于脸太削，棱角太明显，看起来特别严厉，给人一种不和善的感觉，让人难以接近。

我决定给张小姐注射玻尿酸，填充苹果肌。重塑苹果肌，绝大部分顾客都是使用大分子玻尿酸。因为这种玻尿酸分子量大，易于塑形，表情自然，效果立见，并且可维持一年左右。

我用手确认苹果肌凹陷的程度，然后用定位笔将需要填充的部位标注出来，并再次与张小姐沟通，确认需要治疗的部位。大分子玻尿酸使用的针头是钝针，针头是平的，具有不伤害神经及血管、不会有术后脸麻或淤血的优点，也具有难扎入皮肤的缺点。正式施打前，我在张小姐两颊颜面神经的位置注射了两针局部麻醉剂。麻醉时有轻微的肿胀感，张小姐可能并不是很舒服，但可以减轻她在治疗过程中的疼痛。麻醉剂生效后，先在两颊用细小的针头轻微扎一下，再用钝针施打玻尿酸。

在治疗过程中，我会仔细检查两侧的注射量是否合适，并和张小姐不断沟通，随时调整。左右脸的注射都完成后，我再观察两侧的苹果肌是否协调，看有没有需要调整的地方。检查一遍后，请助手拿镜子给张小姐看治疗的效果。现在张小姐的苹果肌变得丰盈起来，不再总是一副不开心的样子，脸部线条活力四射，随

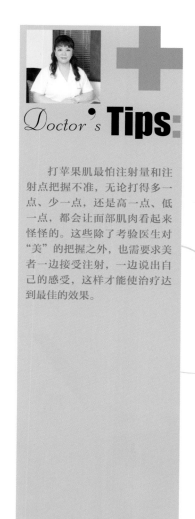

时都可以摆出讨人喜爱的甜美笑容。

　　做完丰苹果肌的治疗后，还剩下约 0.5ml 的玻尿酸。一支玻尿酸，如果用不完，也是要丢弃的，所以我一般会根据顾客的实际情况做到物尽其用。我仔细观察张小姐的脸，发现她的下巴长一点会好看些。张小姐很满意苹果肌的效果，同意了我的提议。我于是在她下巴用上了剩余的玻尿酸，最后出来的效果我们都很满意。

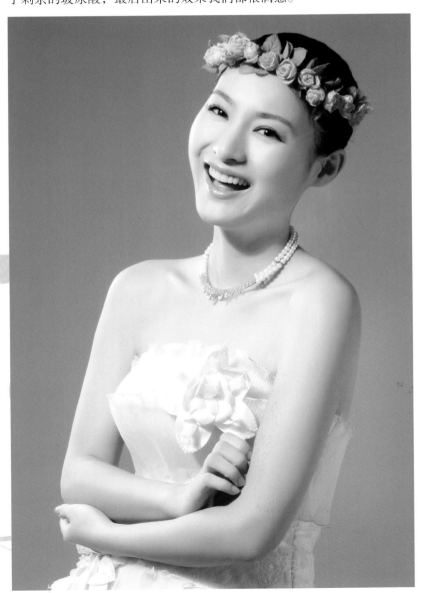

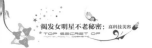
旺夫相——不见得要天生

适用范围：额头扁平、脸颊瘦、太阳穴凹陷	疗程建议：半年到一年左右1次
治疗时间：15～30分钟	恢复时间：1～7天
疼痛指数：★★★☆☆	维持时效：6～12个月
安全系数：★★★★☆	费用预估：￥5000～15000（按剂量收费）

中国人喜欢珠圆玉润的面部五官和丰腴的身躯，古时较为兴旺富庶的朝代，如盛世大唐，美女的标准就是以体态丰腴为美的。传统的面相学也认为，额头圆润、鼻头有肉、下巴丰厚是福气，耳垂丰满是福运多，嘴唇丰满是人缘好，眉毛翘是正直。有人觉得这些是迷信，但是迷信也好，个人爱好也罢，整体搭配出来的脸部让人看着舒服，这就可以被称之为"美"了。

玻尿酸注射给你完美脸形

东方女性最完美的脸形是半圆弧形。什么叫做半圆弧形呢？就是女生把头发全部都束起来，往后绑，把左边的颧骨画到右边的颧骨，如果是个半圆弧形，那么将会是最美的脸形。上天当然不会如此眷顾每一个女性，许多人的脸天生会有些许的缺陷，如额头不饱满，夫妻宫凹陷，脸颊不丰盈。

额头占脸部1/3的面积，却是最容易被忽略的位置，这是因为美眉们通常只在意五官美不美，却从来没有觉察到低窄凹陷的额头也会让美丽打折。可是，美女是要露出额头看的。额头扁平或者凹陷，会导致眉尾下垂，脸部的线条棱角过多，显得神情有些呆滞。按算命先生的说法，这样的人看起来薄命，财运、桃花运都欠佳。算命先生的话当然是不能全信，但如果能够让额头的饱满度提升起来，就算是扎马尾露出整个额头的造型，都会很漂亮。

另外一个与脸形相关的部位是夫妻宫，在太阳穴的位置。饱满的太阳穴会给整个面部美增色不少。面相学上讲夫妻宫丰满的女子会旺夫，是真是假姑且不论，反正这个说法让许多东方女性对修饰夫妻宫情有独钟。

脸颊凹陷也是困扰许多人的问题。凹陷的脸颊会让颧骨显得过高，这样的人看起来比较严肃，难以接近，让人有距离感，自然异性缘就会差一点儿了。而拥有丰盈的脸颊，不论男女都会福分自来。

如果是在以前，脸形有天生缺陷只好自叹命苦，不得上天的垂青，

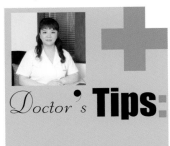

Doctor's **Tips:**

　　想要福气的面相往往要综合考虑几个方面，重点在于额头、鼻子、耳垂、太阳穴和整体面部的丰盈感。看完面相师来接受美容治疗时，可就要多听听医生的意见。因为玻尿酸是要根据你的实际情况来注射的，要在实际可操作的前提下来制订适合你个体情况的治疗方案。

现在有了玻尿酸就可以"我命在我不在天"了。

可以大胆和男性朋友约会了

　　我从来没有想过，高科技美容会和面相学有交集。可偏偏来我这里丰额、丰太阳穴、丰耳垂、丰脸颊的顾客，确实是有听了命相师的话而来的。米丽就是其中一个。她从小额头扁平，脸颊瘦，耳朵没肉感，夫妻宫凹陷。听命相师说，米丽这样的面相代表少年运差，嫁人有困难。听了这话，米丽第二天就跑来我这里说要丰额和丰夫妻宫。

　　说到要丰脸颊，我先劝她："你要不要多吃一点儿，养胖一点儿？这样脸会圆润一点儿！"她笑着说："没用的，我多吃的话，肉都长到肚子上去了，脸颊还是一样这么瘦！"的确如此，有相当一部分人像米丽这样，怎么吃那张脸也胖不起来。脸颊会凹陷，通常和个人体质以及老化过程中局部脂肪的萎缩、位移有关，体重的增加似乎没有多大的帮助。

　　米丽坚持要做这几个地方的修补，看来她对命相师的话是耿耿于怀了。我对面相学的说法不以为然，但从美学的角度出发，如果她修整了这些部位，看起来的确会漂亮很多，就同意给她做玻尿酸注射。

　　填补额头、夫妻宫的凹陷，可利用大分子玻尿酸注射在凹陷的部位；或者是通过点状打法，把中分子的玻尿酸均匀地打在额头上。不管哪种打法，都可以让额头和太阳穴看起来均匀、饱满。

　　在丰额和丰太阳穴前，我会先在额头和太阳穴部位勾勒要施

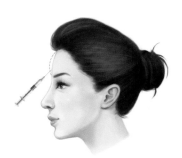

图2-14　注射丰额头示意图

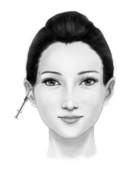

图2-15　注射丰太阳穴示意图

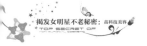

打的位置，然后注射玻尿酸，这两个部位马上变得很圆润饱满。注射时并不会痛，但会觉得有点肿胀，像是戴了一圈头箍。

　　玻尿酸注射丰颊、丰耳垂的治疗较简单，通俗点说就是"凹哪里打哪里"。如果凹的地方是颧骨的下方，那我们就在颧骨下方注射适量的玻尿酸；如果凹的地方位于耳垂前方，就在这个部位进行施打。丰耳垂则直接打在耳珠上就可以了。但是要让脸颊显得丰满，而不是鼓鼓的像含了两块棉花糖或者与整个面形不协调，医生的技术和经验是决定成败的关键。

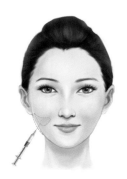

图2-16　注射丰颊示意图

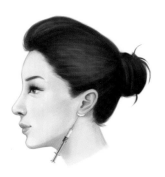

图2-17　注射丰耳垂示意图

　　过了一周，米丽回诊时，额头变得闪闪发光，给面部的丰润度加分不少。米丽说："我现在终于可以大胆地和男性朋友约会了！"现在不管是谁，都认为米丽是个有福气的姑娘，这让她和家人欣喜不已。

种植面膜——干核桃变水蜜桃

适用范围：	面部皮肤松弛粗糙、干燥、有细纹	疗程建议：	一个月1次，连续注射3次，以后每半年到一年1次
治疗时间：	10～15分钟	恢复时间：	1～7天
疼痛指数：	★★☆☆☆	维持时效：	6个月左右/次
安全系数：	★★★★☆	费用预估：	￥5000～15000/次（按剂量收费）

*　30岁的女人，自信沉着，散发着20岁女孩儿难以拥有的成熟魅力，可是每次端详着镜中的自己时，却不得不承认，肌肤状态开始有了几分每况愈下的味道。年过30，衰老正在步步逼近，晶莹白皙的肌肤开始泛黄，紧致平滑的脸部轮廓也逐渐松弛。*

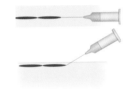

图2-18　平铺注射法示意图

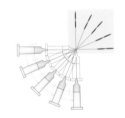

图2-19　扇形注射法示意图

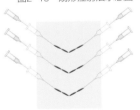

图2-20　蕨叶状注射法示意图

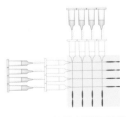

图2-21　网格状注射法示意图

全面部速效紧肤

许多过了30岁的人，平日里不觉得自己皮肤有什么变化，但是有一天照镜子，会突然发现脸上多了一些皱纹。原来水蜜桃般的皮肤，吹弹可破，不知从什么时候起就像又干又皱的核桃皮。尤其是那种充满了骨感的脸，一旦松弛，皮肤会紧贴着脸部骨骼垂下来，这种情况比肉感脸松弛更麻烦。

那就任由它发展吗？当然不！现在已经有了适合骨感美人的全面部速效紧肤提拉方式——种植面膜。

种植面膜需要用到活力玻尿酸 Restylane Vital，是将这种分子量较小的活力玻尿酸，一针一针大面积地注射到皮肤的真皮层。这种圆球状的玻尿酸就像一个个的储水池锁定水分，同时刺激皮肤自身的胶原增生，使缺少水分和胶原的肌肤大幅度地迅速提升保水度和光泽感。

用于注射的手法主要有四种，包括：平铺注射法、扇形注射法、蕨叶状注射法和网格状注射法。灵活使用各种打法，可让玻尿酸均匀分布在皮肤里，形成隐形的支架，让皮肤达到肉眼可见的提拉效果。

一张脸要打上几十针，听起来似乎很痛。其实注射前会涂上麻醉药膏，并且医生的手法很快，整个全面部注射也就是10分钟而已，所以做过这个治疗的靓女们告诉我，并没有想象中的痛。

像保姆的妈妈

48岁的王女士来自香港。她年轻的时候追求者很多，25岁嫁人后，

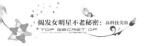

就辞掉了工作过着足不出户的日子。王女士的先生是个能干的人，家境富裕。开始王女士也觉得很满足，为丈夫生过3个孩子后，更是安心在家相夫教子。

现在最小的孩子都上小学了，王女士每天都去接送孩子。有一天，孩子突然对她说："妈妈以后你别再来接我了。"王女士不理解，所有的孩子都希望父母来接，为什么一向乖巧黏人的小女儿突然说这样的话。孩子经不起追问，只好如实说："我同学都说你像我的保姆。"

王女士听了心里很不是滋味，都说子不嫌母丑，没想到孩子小小年纪就会在意这个。回家后，王女士对着镜子看了自己半天。这时候她才发觉已经二十多年没有好好看看自己，饱满的脸颊已不复存在，清晰的轮廓也变得模糊；脸上的皱纹再也藏不住，色斑也渐渐爬上来；整张脸干巴巴的，没有光泽，摸上去粗糙而缺少弹性。怪不得孩子的同学们都以为她是保姆。

王女士恶补了一下美容知识，经朋友介绍，打了一圈儿电话，来到我这里。

重返高回头率的年代

看着王女士满脸期待的样子，我深感做母亲的不易。我仔细做了诊断，她是整体面部皮肤缺乏长期的保养而产生的一系列问题，只做局部的治疗不会有明显的改善效果。

我决定给她做全脸活力玻尿酸加上大分子玻尿酸填充皱纹较为严重的部位。设计好了治疗方案，听了我的解说，王女士欣然接受。

我让助手给她清洁了面部，敷好表皮麻醉药膏。一切准备就绪，我先给用大分子的玻尿酸做重点部位的填充，然后用小分子量的活力玻尿酸进行全脸平铺注射。全面部注射，相当于在脸部皮肤下面铺上了一层高度锁水的玻尿酸面膜，帮助皮肤的真皮层吸收水分，加速新陈代谢，改善血液循环，达到改善面部的气色和光泽度的目的。

王女士复诊时，我拿出治疗前的照片与现在的王女士对比，现在她的脸水嫩白皙的，看上去年轻多了。她开心地笑了起来，

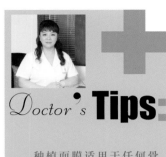

Doctor's Tips：

种植面膜适用于任何骨感过强、肌肤干瘪松垂的情况，并不是女人的专利，也同样适合爱美的男士。至于肉感而又松弛的脸，可以采用Thermage（热酷紧肤）治疗来收紧和提拉肌肤。另外，如果选择每个月注射一次，连续3个月的话，效果要比每半年一次的治疗效果更好，而且维持的时间更长久。

还告诉我，有一天孩子觉得她变漂亮多了，又愿意让妈妈来接送上学了。

王女士说："现在不但感觉到脸颊被提拉起来，而且皮肤摸起来很细腻，也更容易吸收保养品了，感觉自己像个多汁的水蜜桃，又回到了高回头率的年代。"

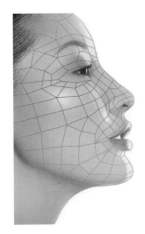

图2-22 种植面膜示意图

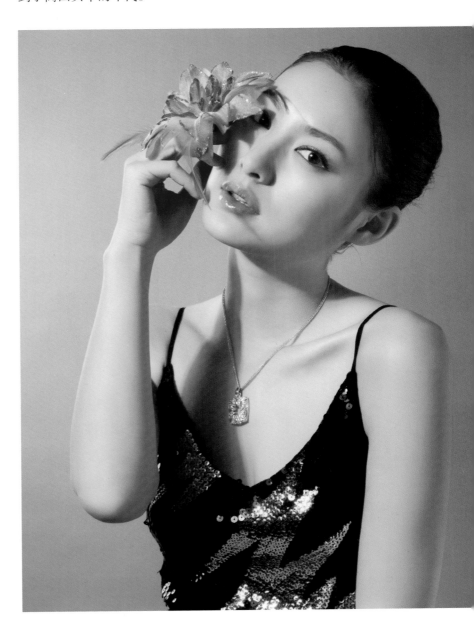

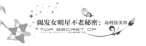

Treatment Steps Outline

四、美丽体验

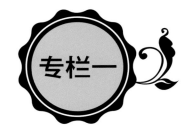

图解玻尿酸注射步骤

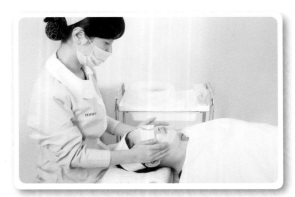

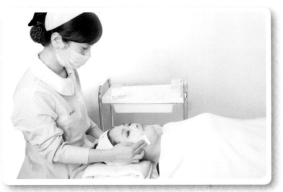

01 帮顾客用发带整理好头发，清洁面部。

02 在顾客脸部涂抹麻药，30分钟后麻药生效再清洁干净。

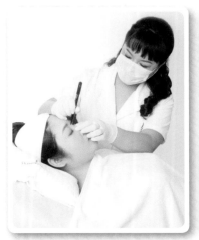

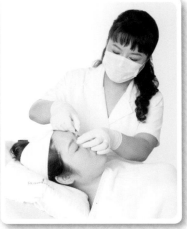

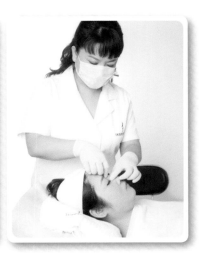

03 用定位笔帮顾客定位需要施打的部位。

04 对顾客施打部位进行消毒后，根据定点部位帮客人注射玻尿酸。

05 注射完后，医生帮助顾客塑形。

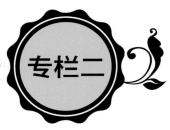

Hyaluronic Acid Q&A

五、有关玻尿酸的**问与答**

专栏二

问：玻尿酸治疗效果消失后会不会令情况更差？经常注射玻尿酸会对身体造成什么危害吗？

答：不会的。经临床证实，玻尿酸被身体代谢后皮肤仅仅是会恢复原来的外观，不会令情况更差。玻尿酸和人体透明质酸类同度非常高，注射后会随着时间被人体代谢出体外，不会对人体造成危害。

问：我的咬肌很大，笑的时候还有鱼尾纹，这些都可以注射玻尿酸改善吗？

答：改善咬肌肥大达到瘦脸效果的并非玻尿酸，而是瘦脸针，瘦脸针的主要成分是肉毒杆菌素。玻尿酸的作用是填充、塑形和去除静态皱纹的。一笑就出现的鱼尾纹是动态皱纹，并非静态皱纹，也可以通过肉毒杆菌素来去除，而不是使用玻尿酸。如果你不笑的时候也可以看到明显的鱼尾纹，那么就说明你的鱼尾纹是动静态混合型皱纹，建议采用玻尿酸、肉毒杆菌素及PRP自体细胞回春术联合使用的方法来改善。

问：我的鼻子是驼峰鼻，是做假体好还是注射玻尿酸好呢？

答：假体和玻尿酸都是很好的隆鼻材料，但是二者各有所长。整体鼻梁低陷的人适合假体隆鼻，而驼峰鼻是一种先天性畸形，如果通过手术放置假体来改善，通常需要配手术切除异常隆突的鼻骨，是一种创伤性的治疗。

由于存在手术后形状的不确定性以及手术风险等因素，目前更多人采用快速安全又自然的修复方法，那就是注射玻尿酸。采用注射玻尿酸的方法修复驼峰鼻，灵活性高，可以随心所欲塑造自己所希望得

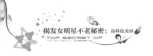

到的轮廓，对于害怕有创手术以及疼痛的人，注射玻尿酸无疑是一种不错的选择。

问：用自体脂肪填充会不会比玻尿酸更安全，效果更好呢？

答：很多美眉一听到可以从自己的身体上取出脂肪为自己做填充，无不眼睛一亮，觉得既安全又可以瘦身。事实上，如果只是为了填补面部的缺陷，从身上取的脂肪其实少得可怜，根本不可能达到瘦身的效果。自体脂肪的代谢吸收效果每个人差别都很大，所以通常都会多打1/3的量，看起来会显得肿胀。自体脂肪术后肿胀期可能长达一个月，要到脂肪吸收稳定之后，脸部才会看起来比较自然，而注射玻尿酸则不用担心这么多，30分钟就可以注射完，第二天就可以漂漂亮亮的了。

问：玻尿酸的品牌这么多，我该怎么选择呢？

答：全世界目前医用注射的玻尿酸有很多品牌，符合国家相关标准皮肤填充使用的主要是Restylane（瑞蓝）和EME（逸美）等。在治疗前，建议和你的医生一起根据自己的经济承受能力及需求特点来选择适合的产品。

问：胶原蛋白注射和玻尿酸注射，我应该选择哪个好呢？

答：目前市场上的胶原蛋白剂大多为动物胶原蛋白的提取物，由于是异种蛋白，过敏的概率会较玻尿酸高些。当然，一些品牌的胶原蛋白是经过免疫处理后的，其安全性及稳定性也是不错的，比如双美胶原蛋白已经通过了国家的SFDA认证。具体选择哪种填充剂建议还是与你的医生沟通一下吧！

问：注射玻尿酸前，我应该怎样选择医生呢？

答：玻尿酸注射治疗尽管没有手术那样刀光"剪"影，但毕竟还是一种侵入性的注射治疗，所以选择医生时，一方面是参考朋友的建议，选择口碑好的；更重要的一方面是看术前你与医生的沟通，因为审美的医疗行为不完全等同于传统的疾病治疗，美学的眼光非常重要，在治疗前只有与医生达成一致的意见，才会取得让你们都满意的效果。

很多求美者在打玻尿酸时，最重视的是单价而不是医生。合理的价格固然很重要，但如果真是要变美，医生的能力绝对比价格更重要。就像你去剪头发，最重要的是你的发型师，绝对不是价钱便宜。头发

剪坏了，还可以换个发型师补救，而玻尿酸美容的效果不如预期，可就是肉痛又心疼。

问：打完玻尿酸后可以做光疗和美容护理吗？

答：玻尿酸和很多美容方式都是相辅相成的，例如可以和肉毒杆菌素、光疗嫩肤、射频紧肤和美容护理并用，但建议尽量选择在注射完玻尿酸一周以后，等玻尿酸稳定后再接受这些治疗，以免影响到玻尿酸的定型效果。

问：一支玻尿酸没有用完怎么办？可以与别人共用吗？

答：注射美容用的玻尿酸都是针头连着装有玻尿酸的针管一起的，从医疗卫生安全的角度来讲，针头是不允许重复使用的。一般而言，如果一支玻尿酸用不完，医生应该当着你的面现场销毁。如果你担心浪费，也可以征求医生的意见，把剩余的部分注射到其他需要的地方，但前提是不要画蛇添足。

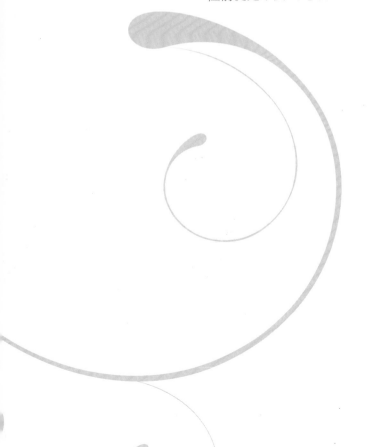

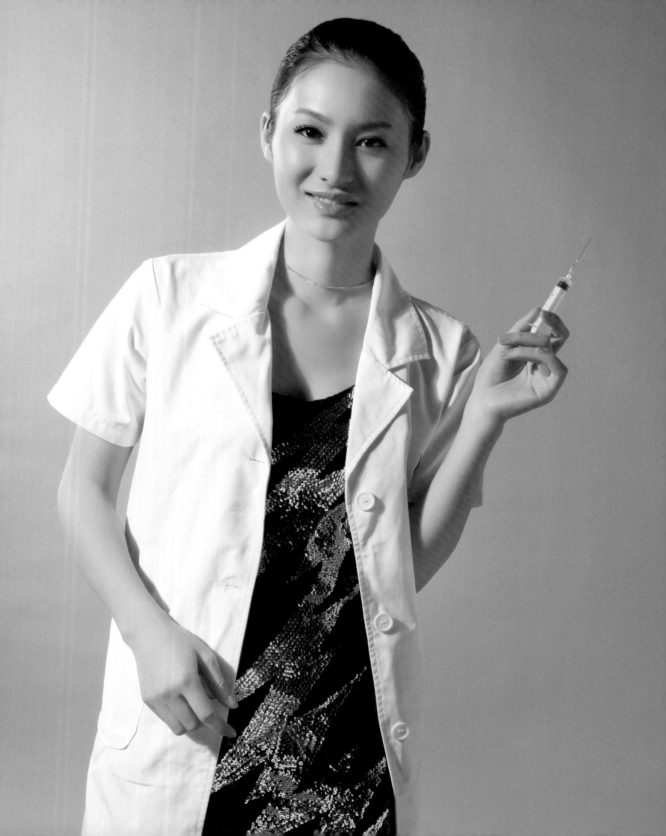

Chapter 03

B TX:
Miracle of Anti-wrinkle

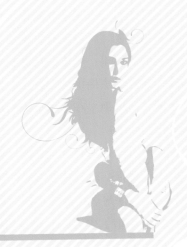

肉毒杆菌素：
皱纹的橡皮擦

- 消灭鱼尾纹——美丽不打折
- 远离抬头纹——重回年轻态
- 从细节开始——让年龄成为秘密
- 哭脸变笑脸——倍增亲和力
- 神奇变变变——国字脸变瓜子脸
- 轻松摆脱萝卜腿——秀出好身材
- 告别多汗症——重拾清爽

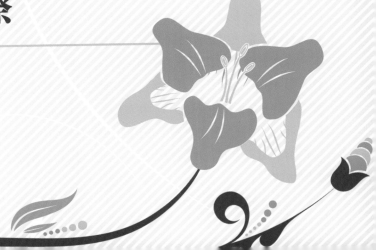

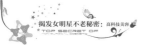

Beauty Guideline

一、美丽前线

💿 "比起爱情，我更相信肉毒杆菌素"

如果第一次拔出白头发，你还能发出一声尖叫的话，那还算不晚；当别人称赞你"笑起来皱纹像朵美丽的菊花"的时候，就需要提高警惕了。

几乎没有人不怕变老，就像没有人不怕生病一样。我们最害怕的衰老，就藏在深深的皱纹里：尴尬的鱼尾纹，无奈的法令纹，苦涩的抬头纹、眉间纹，还有无法掩饰的颈纹……由于眼睛的频繁眨动，而眼周的皮肤又最薄，所以最早在这里出现鱼尾纹。它们的出现是在警告我们：皮肤老化期到了！

变老？不行！面对该死的皱纹，谁都想要立即去掉它，恢复轮廓明晰的脸庞。肉毒杆菌素，就是速效除皱的灵丹妙药。它可以说是动态皱纹的金牌杀手，效果显著，能在极短时间内还你一张朝气蓬勃的脸！热门美剧《欲望城市》中有句台词："比起爱情，我更相信肉毒杆菌素，因为它每次必定有效。"

在美国演艺圈中，使用肉毒杆菌素消除脸上的皱纹，早不是什么了不得的大秘密。麦当娜、汤姆·克鲁斯等大牌明星都在使用它以延缓衰老。美国收视率第一的真人秀节目《美国偶像》(《American Idol》)的评委西蒙·考威尔，是好莱坞最有权势的人之一，他在一个采访中承认自己经常使用它，"对我来说，用肉毒杆菌素和用牙膏没什么区别。"

肉毒杆菌素有多受欢迎？相关调查数据显示，美国仅在 2006 年就售出 450 万剂用于美容，最近几年来，其销量更是稳步上升，成为美国最普及的美容项目之一。在英国，注射肉毒杆菌素美容的数字每年超过 10 万宗。而在亚洲，中国台湾每个月平均有 2000 人次消费肉毒杆菌素用于美容，年消费力近两亿元新台币。香港消费肉毒杆菌素的"贪靓一族"也人数众多，其中更有不少身为银行家、律师、大企业高管人员的男士。

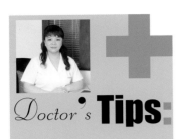

Doctor's Views

二、医生见解

🐚 剧毒变身灵药，肉毒杆菌素有多神奇

　　事实上，肉毒杆菌素（也称肉毒素）在被人发现其美容功效之前，只是一种剧毒的细菌分泌物。肉毒杆菌是一种生长在常温、低酸和缺氧环境中的细菌，广泛分布在自然界各处，比如土壤和动物粪便中；在罐装不合格的罐头食品、加工或储存不正确的真空包装食品，也都能找到它的踪迹。不说不知道，人体的胃肠道也是一个良好的缺氧环境，很适合肉毒杆菌居住。

　　肉毒杆菌在繁殖过程中会分泌毒素，是毒性最强的天然物质之一。人如果食用被肉毒杆菌污染的食物，毒素就会进入血液被带到全身各处，从而导致头痛、头晕、肌肉无力，甚至呼吸困难。第二次世界大战时，美国、日本、苏联、英国等国家都曾经用肉毒杆菌研究并生产过"生物武器"。

　　后来，科学家无意中发现 A 型肉毒杆菌素能使肌肉暂时麻痹，适合用来治疗斜视、面部痉挛和肌肉运动紊乱症等。也算是"无心插柳柳成荫"，医生又偶然发现使用肉毒杆菌素后，病人看起来年轻许多，脸上注射部位的皱纹明显消失，比任何化妆品或整容术效果还好。很快，利用肉毒杆菌素消除皱纹的疗法就应运而生，并因疗效显著迅速风靡整个美容界。

🐚 肉毒杆菌素最适合治疗动态皱纹

　　局部皮肤上凹陷的条纹叫做"皱纹"。通常来说，人体在 25 岁后新陈代谢减慢，开始衰老，脸部做表情就会出现一些动态皱纹。所谓动态皱纹，是指脸部有表情动作的时候才出现的浅层皱纹，常见的有鱼尾纹、法令纹、抬头纹等。动态皱纹会慢慢地演

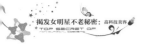

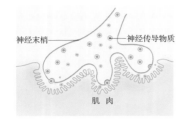

图3-1　神经传导物质使肌肉产生收缩

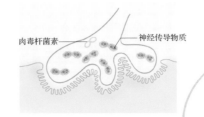

图3-2　肉毒杆菌素阻挡神经传导物质的释放

变成不做表情都看得清清楚楚的皱纹，就是静态皱纹，也叫真性皱纹。换言之，静态皱纹是动态皱纹长期累积形成的。

我们面部会出现皱纹，原因之一是表情肌收缩。而我们的肌肉之所以能够收缩，是因为接收了神经末梢放出的运动神经传导物质所致。神经传导物质在神经末端内会聚集成神经传导小泡，只要接收到大脑发出的指令就会释放出来，使肌肉产生收缩。

肉毒杆菌素在接触了神经末梢的细胞膜之后，进入神经细胞中。进入神经细胞的肉毒杆菌素，会阻挡运动神经传导物质的释放。这样肌肉就接收不到运动信号，自然不会产生收缩，从而让肌肉进入休息状态。由此可以清楚地了解，肉毒杆菌素可以使肌肉麻痹，从而起到去除皮肤动态皱纹的效果。

现在，美容医学界不仅利用肉毒杆菌素除皱，还把它用于瘦脸，让脸部肌肉变得紧实，使大饼脸、国字脸等变成瓜子脸；而粗壮的小腿在注射了肉毒杆菌素之后也可以让线条变漂亮。

安全、健康不是选择题

以前去除皱纹，需要用医学换肤、拉皮、脂肪填充或小切口除皱等方式，那真是"痛并美丽着"，但对动态皱纹并没有特别有效的治疗方法。现在用肉毒杆菌素除皱，只需将小剂量的药剂注射进需要治疗部位即可，整个过程仅几分钟，且具备无痛苦、无创伤、见效快以及不影响生活、工作等特点。在操作上也很方便，和注射玻尿酸几乎一样轻松简单。

在效果持续的时间上，肉毒杆菌素的效果通常可维持 4 ~ 8 个月。我在多年的临床实践中发现，治疗效果的持续时间会随治疗次数延长，

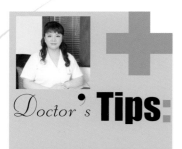

Doctor's Tips:

肉毒杆菌素除皱是一种有效而安全的方法，但使用肉毒杆菌素不是一般的生活美容行为，治疗人员如果不熟悉面部肌肉、血管、神经的解剖结构，注射位置不对或使用浓度、剂量不正确，就有可能造成面部表情僵硬或者复视、口鼻歪斜等，情况严重时甚至会导致生命危险。所以，药物的品质、医生的技术是本项治疗美丽、安全的前提和保障。

所以越到后面，需要注射的频率就会越低。

打肉毒杆菌素之前，几乎每位朋友都提出这些问题：打了以后，会不会两边脸不对称？会不会一边笑脸，一边哭脸？会不会引起肌肉僵硬呢？

以前确实出现过一些失败的治疗案例，其原因无外乎是主治医生对面部神经分布判断失误，导致肉毒杆菌素注射部位不恰当或者剂量不准确；另外，药品品质不过关也会影响安全性。

安全与健康不是拿来选择的，而是追求美丽必须具备的前提条件。因此，在接受肉毒杆菌素治疗时，一定要选择正规的医疗机构和技术娴熟的专业医生，并且使用国家批准的肉毒杆菌素药品。在这三个前提下，肉毒杆菌素的治疗风险是非常低的。由于正规的产品弥散系数小，注射进体内不容易扩散，且只是微量使用，只对注射的局部肌肉有效果，对整个肌肉群的运动是没有影响的，因此不妨碍我们各种面部表情的表达，更别说对身体健康产生影响了。

新闻曝光了一些爱美人士注射肉毒杆菌素后出现各种不良反应的事件，其中的教训和经验一定要吸取。大多数这种情况发生都是因为这几个因素：非医疗单位、非医疗人员、非正规药品、非安全剂量。

目前，国家卫生部和食品药品监督管理局针对现在肉毒杆菌素市场混乱的现象，已将肉毒杆菌素制剂列入毒性药品管理。规定肉毒杆菌素不得零售，只能销售给医疗机构；生产企业未经批准，严禁向任何单位和个人提供菌种；生产企业严格按照年度生产计划和严格执行药品 GMP 要求，并指定具有生物制品经营资质的药品批发企业作为 A 型肉毒杆菌素制剂的经销商。国家的努力的确增加了对风险的控制，但是患者或消费者本身才是安全控制最重要的一环。想要注射到正规肉毒杆菌素一定要选择正规医疗单位，这是追求健康和美丽的前提条件。

在医生的选择上，除了要选择有资格证的医生帮你注射外，还有一点你也应该了解，那就是医生应根据诊疗指南和规范开具处方。对你负责的医生会拒绝你想超量注射的想法，同样，从另

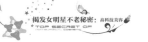

一个角度来说，求美者自己也应该有这样的意识，不能单纯地为了美丽而忽视或放弃健康。

注射费用越来越亲民

在中国兰州衡力的肉毒杆菌素制剂进入市场之前，用来除皱的肉毒杆菌素主要是 BOTOX 这个品牌的产品，所以许多顾客会误以为 BOTOX 就是肉毒杆菌素或者是它的英文名字，其实，BOTOX 只是肉毒杆菌素的一个商品名称而已。目前，世界上生产用于医学注射的肉毒杆菌素的国家主要有三个——美国、英国和中国。在美国叫 BOTOX(中文名字叫做保妥适)，在英国被称为 DYSPORT，而在中国则名为衡力。

许多朋友都不太信任国产品牌，选择肉毒杆菌素也是如此，这是个误区。在医学界，我们已经有世界领先的产品，让许多医生非常自豪的 A 型肉毒杆菌素就是一个证明。尽管另外两种国外品牌的产品在国际市场上声名远扬，但国产品牌的疗效与它们相比没有太大的差异。更难能可贵的是，国产品牌在价格上还有很大的优势。

几年前，在外国的娱乐八卦新闻里，经常会看到某某明星因注射肉毒杆菌素 50 岁还青春常驻的消息。那时注射肉毒杆菌素动辄要十几万元，只有明星富豪才享受得起。随着提炼技术的改进，肉毒杆菌素的生产成本降低，价格也有了直线的下降。以前要花巨资享用的美容大餐，如今也变得越来越平民化了，几乎和去几次美发店染发的花费差不多。很难想象，如果不是我们的生物科技有了飞速的发展，如果没有国产肉毒杆菌素的高性价比，这个除皱的灵丹妙药在今天是不可能走进大众的美容生活的。

New Era of True Beauty: Being Myself!

三、美丽革命——
我也是大明星！

消灭鱼尾纹——美丽不打折

适用范围：鱼尾纹	疗程建议：半年左右1次
治疗时间：5～10分钟	恢复时间：无
疼痛指数：★★☆☆☆	维持时效：4～8个月
安全系数：★★★☆☆	费用预估：￥1000～4000

走在香港街头，随便拉住一个人问："谁最美？"得到的答案多半是："李嘉欣！"漂亮是李嘉欣的金字招牌。她身材高挑、仪容端庄、长发飘飘，是标准型的美人。她的气质冷而不傲、艳而不俗，在明星里是非常难得的。有了这样的资质，难怪提起李嘉欣，大家脑子里跳出的第一个词就是："大美女"。不过，岁月流逝，美人风姿也敌不过时光的腐蚀。在2008年，38岁的李嘉欣在大婚前被狗仔队拍到眼角的鱼尾纹。

变成静态皱纹就糟糕了

爱美的女性都会把鱼尾纹出现当做是头号大敌，这些细小的东西往往悄悄地泄露了我们的年龄。看到眼角的小皱纹，几乎没有女人不心急的，名贵的化妆品买了不少，可就是难以消灭可恶的鱼尾纹。想要在短时间内以青春面貌示人，应该怎么对付鱼尾纹呢？

"李医生，我想变年轻些！你看，我才35岁不到，已经不敢笑了，一笑就原形毕露，眼角全是鸡爪纹哦！试了好多顶尖品牌的除皱霜，都没什么效果，笑的时候该出来的、不该出来的全出来了！唉，真烦啊！"Mary一脸的无奈外加疲惫，坐在我对面抱怨。其实Mary脸部皮肤的紧实度还是不错的，但笑起来脸上的皱纹就像开了朵菊花。

像Mary这个年龄段的女人，既要照顾家里的老小又要面对工作的压力，一不留神，皱纹就爬上脸来了。

我告诉Mary，她现在补救还不晚，但是如果再不重视，过了几年，不笑时也会看到褶子，变成了静态皱纹，那就更糟糕了。Mary对我的

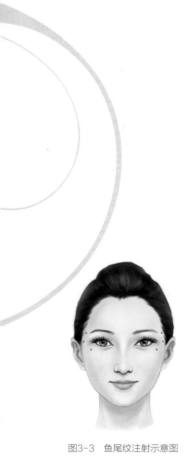

图3-3 鱼尾纹注射示意图

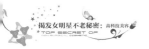

见解很是赞同："那你说应该怎么办呢？"

生物素就是肉毒杆菌素

注射肉毒杆菌素是解决动态皱纹最好的选择。可是听到"肉毒杆菌素"，Mary 第一反应是："肉毒杆菌素啊？我可不打，听说副作用很大的，很多人打了以后笑容僵硬……"她把头摇得像拨浪鼓一样，充满了排斥和怀疑。

我就知道 Mary 会担心。许多像她这样的客人听到肉毒杆菌素，马上就联想到面部僵硬或者面瘫。其实整个医疗界都在用它治疗动态性皱纹和其他疾患，已经有十多年的历史，积累了丰富的案例和经验。如果会出事故，也是治疗人员没有使用正规生产的肉毒杆菌素，再加上不专业的操作所造成的。

听了我的解释，Mary 还是心存疑虑，"那你说用生物素好不好呢？有几个朋友告诉我，她们用生物素除皱完全没有副作用。"看来 Mary 了解的信息挺多的，可惜真真假假，让她这个消费者不知道如何判断，无从选择了。我笑笑说："生物素就是肉毒杆菌素。有些机构担心'肉毒杆菌素'这个名字会吓跑顾客，特意换了一个名字。"

"原来是这样啊！"Mary 频频点头，表现出一副终于明白的样子，"那是不是进口的比国产的要好很多呢？我总是觉得药物还是进口的好些。"看来她是相信肉毒杆菌素能够除掉恼人的皱

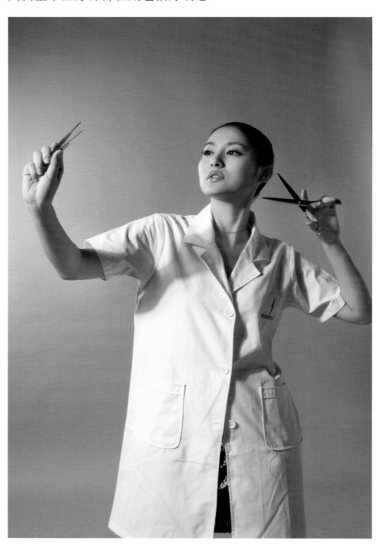

纹，只是不知道如何判断市场上真真假假的说法。

"这个观念你可有点落伍了。"我笑着说，"当然，有很多进口的产品品质的确精良，但就肉毒杆菌素而言，国产的已经是非常好的了，疗效与国外的相比差别并不大，而且价格上还有很大的优势。"

悄悄除皱纹，静静变年轻

Mary 想了想，马上追问了一句，"那我该去哪里打呢？"

我赶紧给 Mary 补课，"在正常情况下，肉毒杆菌素是受到国家监管部门严格监管的，只有拥有医疗执业牌照的机构，才可以通过正常渠道拿到。注射肉毒杆菌素是一个医疗行为，不是一个简单的生活美容，选择机构和医生时一定要慎重些。"

"嗯，这里面的学问真多。"Mary 重重地点头，"我本来是准备趁着老公出差一周，偷偷把皱纹做掉给他一个惊喜的。"这点也不用担心，即使她先生在家，也不会察觉Mary在接受治疗的，只会感到太太怎么越来越年轻了。

我很了解 Mary 怕疼的心理，虽然一般肉毒杆菌素除皱的注射是不需要麻药的，我还是先让助手给她敷了麻药。20分钟后，麻药生效了，我开始注射，她几乎感觉不到疼痛。由于 Mary 还年轻，鱼尾纹并不是很严重，所以帮她注射的部位是纹路分布的位置。像她这种情况，及早注射可以延缓静态皱纹的出现。如果是年纪稍长的人，纹路较长、较多时，注射的部位就可能要增加。

过了一星期，Mary 来复诊，她眼角的鱼尾纹明显地消失了。据 Mary 说，效果大约是在治疗后的第三天就出现了，现在好几个朋友都说她变年轻了。

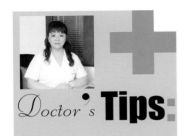

Doctor's **Tips:**

注射肉毒杆菌素除皱，效果出现的时间，不同的人会有所不同。注射后有可能在注射点周围出现暂时性淤青，过一段时间就会消失。刚做完治疗要避免用手触摸注射部位，不能做面部按摩；4个小时内尽量不要平躺，6个小时后就可以正常上妆了。

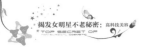
远离抬头纹——重回年轻态

适用范围：抬头纹	疗程建议：半年左右1次
治疗时间：5～10分钟	恢复时间：无
疼痛指数：★★☆☆☆	维持时效：4～8个月
安全系数：★★★☆☆	费用预估：¥1000～2000

听说，有抬头纹的人是忧郁的，沧桑的额头见证了他经历过的苦难，显得他更成熟、更有魅力；有抬头纹的人是深刻的，紧敏的额头说明了他拥有睿智的思想，可以忧他人所不忧；有抬头纹的人是可靠的，坚毅的额头不仅昭示了他的领导能力，更显出悲天悯人的情怀。可是，额头上那一条条纵横的沟壑，似乎正在昭示你青春已逝、年华不再，难道就从不为自己的抬头纹担心吗？

抬头纹不一定和年龄有关系

不论是中年人，还是二十多岁的年轻人，都可能会有抬头纹。这种皱纹再常见不过了，似乎无关痛痒，但却在抬眉的那一瞬间使你不再那么年轻，现出一点点的老态。

抬头纹的出现，除了年龄的因素外，还有许多其他的原因。比如遗传的因素、生活习惯等，都可能是造成年纪轻轻却出现抬头纹的原因。

现在许多年轻人喜欢爬山、攀岩等户外活动，享受在阳光下暴晒的感觉。但是，风吹日晒是加速皮肤衰老的催化剂，在户外活动如果不注意防晒，年纪轻轻就会满面皱纹，看上去像40岁的人，有抬头纹一点儿也不奇怪了。

肉毒杆菌素适合改善动态抬头纹

对于轻微的抬头纹，在日常生活中多加注意，就可以缓解；对于比较顽固的抬头纹，最好还是去接受医院的治疗。抬头纹通常分为两种：静态抬头纹和动态抬头纹。如果你的抬头纹是那种面部无表情也看得到的，就需要注射玻尿酸和PRP来填平了。如果是在面部做动作有表情时，因肌肉收缩而使皮肤皱在一起形成的，就是动态抬头纹，可以通过注射肉毒杆菌素来解决。

抬头纹在治疗上的注射点，会因为额头的宽度、高度而有所不同。除了施打点的数量不同，抬头纹在治疗时的位置也是需要注意的，施打的部位必须高于眉毛2厘米，以免导致眉毛下垂。

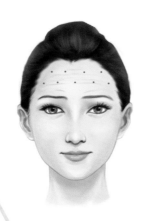

图3-4 抬头纹注射示意图

　　这个治疗基本上不需要恢复期。施打后并不会有立即的改善，外观并无太明显的变化，一般要经过 3～4 天才能见到效果，大约可维持 4～8 个月。有些因为习惯性的原因造成抬头纹的人，也有可能施打后因为习惯改变，即使肌肉恢复作用，也不会那么容易就恢复原状。

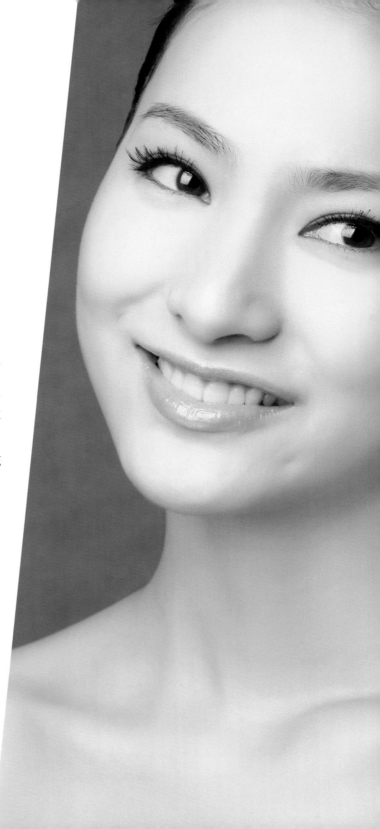

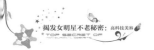

从细节开始——让年龄成为秘密

适用范围：眉间纹、皱鼻纹、唇纹	疗程建议：半年左右1次
治疗时间：5～10分钟	恢复时间：无
疼痛指数：★★☆☆☆	维持时效：4～6个月
安全系数：★★★☆☆	费用预估：￥1000～4000

　　是谁让青春成为永远的过往？是谁让容颜失去了光华？岁月最是无情，不管你曾经多么倾国倾城、多么魅力无边，当岁月经过你的身旁，留给你一道一道皱纹的伤痕时，你便开始明白，女人永远无法坦然面对自己的衰老。听到"皱纹"两字，女人立刻会感到害怕。它意味着不再年轻，衰老的降临经常从平常不重视的部位开始。

眉间纹，不开心的印记

　　眉间纹是面部的一种正常的表情纹。随着年龄的增长，面部的皱纹会逐渐加深，双眉之间逐渐形成了较深的皱褶，呈现为"川"字，也称之为川字纹。眉间纹一旦形成，会使人看起来总是愁眉不展，有不快乐、忧愁和苍老的感觉。

　　许多人来找我，想去掉眉间纹这个不开心的印记，其中包括不少男士。男人在外闯荡，遇到的难事多，这个时候除了习惯性地点燃一支烟，还会不自觉地把眉头皱起来，眉间纹就慢慢变得很明显了。有些男士在眉心还会出现一道笔直的凹痕，这种眉间纹被称为"垂针纹"，是由于眉间肌肉群紧张度逐渐上升引起的。

　　如果是在做表情的时候才看得到眉间纹，肉毒杆菌素可以帮助我们消灭它。但过深的眉间纹，光靠注射肉毒杆菌素可能无法完全抚平，要搭配玻尿酸和 PRP 注射，才可让整个凹陷的皱纹得到大幅度的改善。

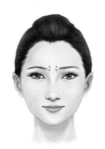

图3-5　眉间纹注射示意图

皱鼻纹，使人看起来像兔宝宝

当眉间皱纹向下延伸，就变为皱鼻纹。皱鼻纹有个可爱的别称，叫做兔宝宝纹。不明白是什么吗？你在镜子前皱皱鼻子看就知道了。鼻梁两侧可恶的"沟壑"是不是很吓人？让人看起来老了20岁，这样的兔宝宝一点儿也不可爱。

皱鼻纹主要是因为鼻肌过度收缩所引起。不喜欢的话，也不要紧，一针肉毒杆菌素就搞定了。

图3-6 皱鼻纹注射示意图

唇纹，脸部美丽的打折点

在社交场合，听话的人总是盯着说话的人看。看哪里？看眼睛，更看这个发出声音的嘴巴。这时最容易发现说话者的嘴唇是否鲜艳、是否老化……唇纹虽然很细微，但也是展示年龄的一个重要因素。

一些外国人年轻的时候就容易出现唇纹，中国人通常年纪大了才会有。所以，多数国人的唇纹是在人体老化过程中，口轮匝肌过度收缩所造成的。唇纹很严重的人，如果在嘴唇涂上唇蜜，就会沿着唇纹散开，最后唇彩糊成一团，变得非常难看。

唇纹如果没有处理好，脸部的美丽一定大打折扣。要解决这个问题其实很简单，由于唇纹的产生是来自口轮匝肌的收缩，所以我们只要在这些肌肉注射适量的肉毒杆菌素即可改善。

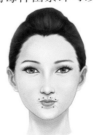

图3-7 唇纹注射示意图

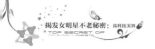
哭脸变笑脸——倍增亲和力

适用范围：八字眉、嘴角下垂	疗程建议：半年左右1次
治疗时间：5～10分钟	恢复时间：无
疼痛指数：★★☆☆☆	维持时效：4～6个月
安全系数：★★★☆☆	费用预估：¥1000～4000

画过简单人脸图的朋友都知道，画哭脸眉毛要下垂，嘴角也要下垂，这样人的表情整体就拉下来了。如果情绪不好，我们愁眉苦脸的，那还说得过去；但是在高兴的时候，还是哭丧着脸，那就太让人郁闷了。

柳叶眉最适合东方人

眉毛处于面部五官的最上端，像是跳动的音符，可以演奏出人面部表情的喜怒哀乐。眉毛的位置不适当，就会给人一种错误的表情。如有些人的眉毛下垂，眉头高眉尾低，长了一副八字眉，哪怕是心情高兴，也让人误以为他正处于悲伤之中。爱美的女孩子要是不幸有副八字眉，水灵灵的大眼睛再怎么动人，看起来也是愁眉苦脸的。

最适合东方人的是柳叶眉，这种眉形细而长，显得非常柔美。据说天生柳叶眉的女子，都是心地善良、情感细腻的温柔佳人。天生这种眉形的女子并不多，但有了肉毒杆菌素，我们就可以把八字眉变为柳叶眉。

治疗眉毛下垂，一个方法是在眉尾的部位注射肉毒杆菌素。注射生效后，眼睛外侧的肌肉放松，眉尾自然会向上抬，使眉梢末端和眉头大致处在一条水平线上，呈现眉毛上扬的效果。这样的眉形，就是传说中的柳叶眉。另一个施打的方法就是在前额及眉间的位置给予注射。借由施打部位的不同，可以让眉形呈现不同的形状，如柳叶眉或拱形眉。

嘴角上扬会有好人缘

除了眉毛会下垂，嘴角也有类似的问题。当嘴角附近的肌肉作用力不平衡，下拉作用力大于向上的作用力时，嘴角就会出现下垂的状态。事实上，嘴角下垂的人为数不少。有些人因为嘴角老是下垂，给人一种自视甚高、不苟言笑的感觉，令人难以接近，容易影响人际关系。

在职场中，天生嘴角下垂的人大多郁郁不得志。他们的脸上仿佛

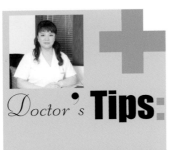

Doctor's **Tips**

在眉毛和嘴角注射肉毒杆菌素需要医生准确把握注射剂量和注射点，否则可能造成面部表情僵硬的后果。

贴上了"严厉"、"苛刻"的标记，尤其没有笑容时，更是一副不怒自威的架势，这样就很难融入同事的人际圈中，以致在职场升迁路上经常受阻。没有人愿意成为嘴角下垂的"受害者"，改善这个问题也不难，注射肉毒杆菌素就可以轻松做到。

将适量的肉毒杆菌素注射在作用力往下拉的肌肉上，这个部分的肌肉得到放松，减少收缩，让嘴角自然上扬，便可改善下垂的问题。只要借助皮肤美容注射技术，严厉的苦瓜脸就可以变成平易近人的笑脸了。

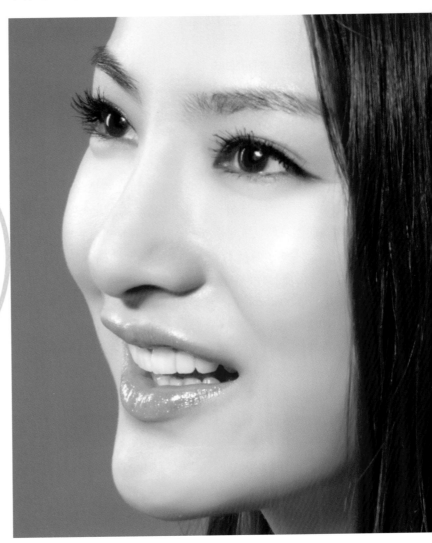

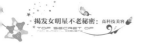

神奇变变变——国字脸变瓜子脸

适用范围：国字脸、咬肌肥大	疗程建议：半年左右1次
治疗时间：10～15分钟	恢复时间：无
疼痛指数：★★☆☆☆	维持时效：4～10个月
安全系数：★★★☆☆	费用预估：¥3000～6000

拥有一张鹅蛋脸或者瓜子脸，是每个女人梦寐以求的美丽目标。我们可以发现，有这种脸形的女人带着一种天然的妩媚娇俏，一颦一笑都散发出小女人独有的温柔风情。相反，国字脸的人看起来棱角分明，会带来视觉上过于严肃、没有亲和力的感觉。一个女人要是有了张国字脸，多少会被视为泼辣，甚至粗鲁，完全没有女人味。有哪个女人会愿意被评价为没有女人味的呢？因此，国字脸是我们美丽征途中的一个大敌。

常吃牛肉干也会变国字脸

Maggie 身材很不错，但就是一张令她耿耿于怀的国字脸。她听说我这里不用动刀就可以变美，就来看看我有什么办法可以把她的脸变小。

其实高科技美容不是万能的，要不要动刀还要看每个人的具体情况。有些国字脸是骨骼型的，有些是咬肌肥大型的，还有相当一部分人是混合型的。如果是单纯骨骼宽大型的国字脸，能够变小脸的方法只有通过手术磨骨了。而更多的单纯咬肌肥大型及混合型的国字脸，是可以通过注射瘦脸针得到很好的改善效果的。

Maggie 听到"磨骨"两个字脸都白了，这么"刺激"的美容方式显然不是人人消受得起。但有些幸运儿，不用花太多的钱，更不用承受磨骨的痛苦，只需十几分钟，就可以把线条硬朗的国字脸变成俏丽的小脸。Maggie 是不是上天眷顾的那一种人呢？

测试方法很简单。我请 Maggie 把两手放在脸部接近耳下的部位，用力一咬牙根，感觉一下脸颊两侧突出的肌肉。如果凸出来的肌肉又硬又大，那就属于咬肌肥厚了。咬肌又叫咀嚼肌，是附在下颌骨表面的一块肌肉，过于发达肥大，就会造成国字脸。很幸运，Maggie 的国字脸不是骨骼型的，而是由于咬肌肥大造成的，可以用

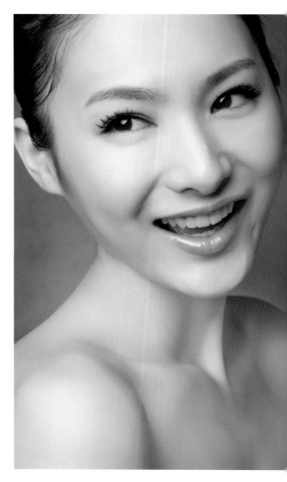

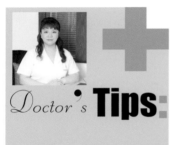

注射后一周内禁止做脸部按摩、热敷、揉搓；尽量避免吃嚼劲大的食物。早期会有咀嚼无力、酸胀的现象，属于正常反应，不需要特别处理。注射肉毒杆菌素瘦脸的效果虽然好，但对于年过 40 岁的人来说，如果皮肤松弛严重、皮下组织不够丰富，不建议采用这种治疗，因为那样会让松弛的情况更加明显，脸形看起来不自然。

注射肉毒杆菌素的方式来改善。

听 Maggie 说，她自己经常吃口香糖和牛肉干这类食物，难怪她会有国字脸的苦恼了。磨牙、习惯吃东西时使用单侧牙床咀嚼，经常吃槟榔、口香糖和坚果等，这些生活习惯都会造成咬肌过于肥大，形成后天性的国字脸。

对症下药瘦脸针

注射肉毒杆菌素针可以解决咬肌肥大型的国字脸，它的作用原理和去除面部皱纹的一样。简单来说，就是利用肉毒杆菌素来麻痹肌肉，令它减少运动，使原本肥厚增生的肌肉缩小，国字脸自然就变成瓜子脸了。

Maggie 想要的就是这种不动刀、不流血的美丽治疗，欣然同意接受肉毒杆菌素注射。做这个小治疗不需要麻醉，可以直接注射。我在她脸颊两侧的咬肌肥厚处选取几处，注射适量的肉毒杆菌素，整个过程只花了十多分钟时间。

通常在施打后 2 ~ 4 周，Maggie 就会看到脸瘦下去。两三个月后瘦脸的效果达到顶峰。注射一次，效果能维持 6 个月左右。在咀嚼食物的过程中，咬肌会逐渐恢复。Maggie 要想延缓咬肌恢复的速度，就要少吃硬、韧的食物。另外，许多医生在临床上发现，如果半年注射 1 次，连续做 3 次左右的治疗，会让瘦脸的效果更持久。

对于咬肌发达造成的国字脸，注射肉毒杆菌素是最恰当的。同时如果还有婴儿肥或者面部轮廓松弛等问题，那就要配合 Thermage（热酷紧肤）、冰点射频或者点阵激光进行治疗了。

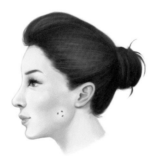

图3-8 注射瘦脸针前示意图

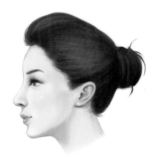

图3-9 注射瘦脸针后示意图

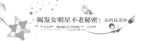

轻松摆脱萝卜腿——秀出好身材

适用范围：萝卜腿	疗程建议：半年到一年左右1次
治疗时间：10～15分钟	恢复时间：无
疼痛指数：★★☆☆☆	维持时效：4～8个月
安全系数：★★★☆☆	费用预估：￥3000～6000

在炎热的夏季，超短裤下光洁、纤细的双腿不仅给酷热的空气带来丝丝凉爽，也使小美女显得身材修长，走起路来娇娜多姿，如同风中摇曳的柳枝。可是，如果小腿处堆积着一团团结实的肌肉，这样的双腿还敢露出来吗？

萝卜腿使人少了优雅与灵气

大概所有爱美的女人都追求"S"形的身材，前凸后翘，散发出无穷的诱惑。但当你把眼光往下拉，看到的是一双与臀部在同一条垂直线上的萝卜腿，那是一件多么煞风景的事。长着萝卜腿的人，小腿部分由于肌肉发达而使腿部线条大打折扣，即使上半身的身材再苗条匀称，也会破坏整体的美感，显得人少了一种优雅与灵气。

许多小美女非常沮丧，不明白原先细长的小腿怎么就变成了又粗又圆的"萝卜"。萝卜腿的形成，除了遗传的因素外，还和日常生活的习惯有关。有些爱美的女性，看见式样新颖的鞋子，不管合脚不合脚，穿上再说。天长日久，腿部血液循环不良，造成静脉回流不畅，下半身脂肪累积，小腿就变成了粗圆的"萝卜"。那些夸张的恨天高厚底鞋或者5厘米以上的高跟儿鞋，都是形成萝卜腿的罪魁祸首。

说到运动，我们就会想起"健美"这个词。实际上，不正确的运动方式，却会使你的小腿肚上的脂肪和肌肉连接成团，那胀鼓鼓的样子一点儿也不美。有些人因为职业的关系，长时间保持不正确的站姿，也会形成萝卜腿。

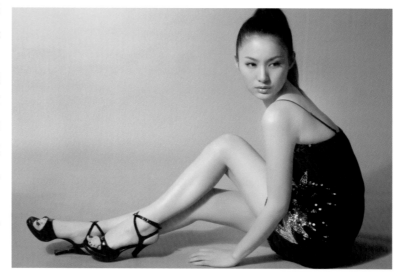

小腿曲线两周内就会起变化

萝卜腿不好看，这是大家公认的。尤其我们东方人的身材比较娇小，双腿的长度也比较短，如果有粗壮的萝卜腿问题，身材的重心与视觉的焦点就会跟着往下移，造成身材比例不匀称。萝卜腿通常分为肌肉型和脂肪型两种。脂肪型的萝卜腿肉乎乎、软绵绵的，大多出现在体形较肥胖者的身上，属于肥胖造成的身体脂肪过多现象，一般需要抽脂手术来治疗。这里说的肌肉型萝卜腿，肌肉结实有力。大部分人都对这种萝卜腿束手无策，因为越运动，它就越粗壮。肉毒杆菌素可以轻松解决这个问题。注射肉毒杆菌素能使粗壮的小腿肌肉变小，达到修饰腿形的效果。

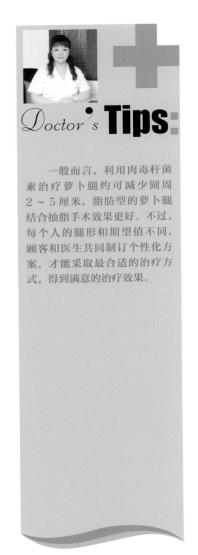

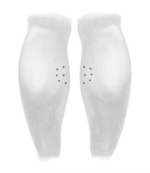　　　　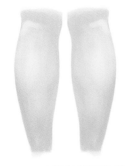

图3-10　小腿注射肉毒杆菌素示意图　　　　图3-11　小腿注射后效果示意图

注射肉毒杆菌素瘦腿非常简单，每条小腿各注射五六针即可。术后3天就会开始感觉小腿比较没有力量，跑步时会有点儿力不从心，但不会影响行走，此外再没有其他的不适感。注射2周内，小腿曲线开始有变化，到1～2个月后就会达到最好的效果，并会维持4～8个月的时间。

用肉毒杆菌素除皱和瘦脸，已经被越来越多的人所接受。女明星们不再讳言自己那张光洁亮丽的脸接受过肉毒杆菌素注射，香港某著名女明星也坦承自己用肉毒杆菌素来瘦腿。这位女明星的小腿以前粗壮得像个大水瓶一样，与她娇小玲珑的身段显得格格不入。但是最近她出现在镜头前，一双粗壮的萝卜腿变得纤细修长，整个人看起来也亭亭玉立。

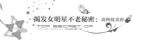

告别多汗症——重拾清爽

适用范围： 局部多汗症		**疗程建议：** 半年1次	
治疗时间： 15～30分钟		**恢复时间：** 无	
疼痛指数： ★★☆☆☆		**维持时效：** 6～12个月	
安全系数： ★★★☆☆		**费用预估：** ￥4000～6000	

与朋友握手时，手掌汗流成河，大家尴尬不已；脱掉袜子时，一股汗水与细菌混合后的浓重"芬芳"悄然腾起，周围的人闻到避之唯恐不及；一举手，腋窝位置就呈现出一个半透明的"黑洞"，在众人面前出了个大糗……他们自己也会纳闷儿，其实并不热，就是不知道为什么老出汗，而且越是在紧要关头，汗出得越多。事实上，这种出汗是一种病理状态，医学上称之为"多汗症"

多汗症出汗和季节没有明显的关系

由于手心、腋下、脚心或者面部出汗不止，有多汗症的人接触到的东西，杯子、键盘、手机等，都会被淋漓的汗水弄湿。他们羞于同他人握手，不愿当众演讲，不敢与恋人亲密，慢慢形成一种孤僻自卑的性格。多汗症不仅影响社交，还会使人在寒冷的秋冬季节罹患冻疮，甚至因此着凉而感冒、发烧。

出汗是正常的，但为什么会出这么多汗呢？我们的汗腺之所以能够分泌汗液，主要是受身体中的交感神经支配。而交感神经是不受意识支配的自主神经，当人受到温度上升或是情绪紧张等外界刺激因素时，交感神经就给皮肤上的温度感受器传达出汗的指令，使我们外周血管扩张，汗腺排汗。

如果交感神经亢进，就会造成汗腺过度分泌，身体大量排汗，出现多汗症了。这种出汗跟季节没有特别大的关系，即使在寒冷的冬天，也会出汗不止，手上、脚上甚至腋下两侧的衣服都是湿答答的。遇到精神紧张的时候，或者周围环境的温度一升高，出汗就更多了。多汗症常发于腋下、手掌及脚掌，称为局部多汗症。它不但造成生活不便，更易造成细菌感染而产生异味、色素沉淀等不良后果。

摆脱多汗症，迎来清爽明天

止汗针是多汗症患者的福音。不论是手脚多汗、腋下多汗或身体多汗症，注射止汗针，都可以使多汗的部位不再异常出汗。在国外，止汗针已广泛应用于多汗症的治疗上。止汗针是个复合针剂，肉毒杆

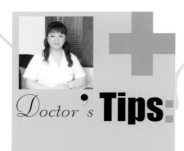

Doctor's **Tips:**

许多人把多汗症和腋臭混淆，两者在表现上有些类似，但发病原理和治疗方式都各不相同，也有可能出现多汗症合并腋臭的情况。腋臭的治疗方法是使用超脉冲 CO_2 激光或者手术切除的方法。

菌素是主要成分之一。目前国内打止汗针治疗局部多汗症的医生并不多，所以知道这种治疗方法的患者也不多。

人体汗腺分泌是由乙酰胆碱作为传导介质的。通过注射止汗针，能达到在神经末端阻断乙酰胆碱的效果，从而抑制汗液分泌，达到止汗的效果。如在腋下注射止汗针，将扰乱皮肤细菌和阻断汗腺分泌，控制排汗的神经末梢，抑制产生排汗的化学物质释放，可以明显减少汗臭及多汗的程度。

依据多汗的严重程度及部位不同，注射一二十针，每次少量注射入真皮，施打后一周内会有明显的效果。手掌和腋下平均可维持 6 ~ 12 个月，而个别人腋下止汗效果更可维持 18 个月之久。止汗针注射后，手掌出汗的患者，少数可能会有暂时性手掌小肌肉无力的现象，不影响正常的工作、生活，一般一周内便会恢复正常。

虽然注射治疗对于部分人无法永久解决问题，但是对于害怕手术后遗症或者手术后仍有出汗问题的人，注射止汗针不失为安全、简单、有效的治疗方式。因为多汗症而郁郁寡欢的你，是否一直活在阴影下看不到生活的阳光呢？那就让纤细的止汗针，助你摆脱多汗症，迎来清爽的明天吧！

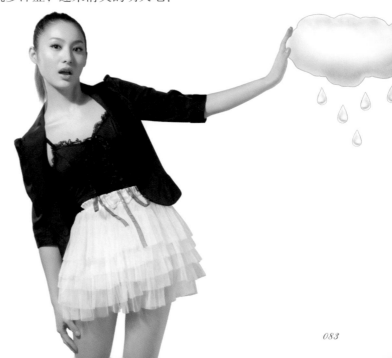

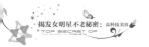
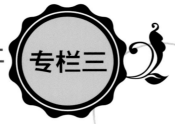

BTX Q&A

四、有关肉毒杆菌素的**问与答**

专栏三

问：是不是打了肉毒杆菌素以后所有的皱纹都可以消失了呢？

答：不完全是这样的。肉毒杆菌素主要适用于动态皱纹，对于同时有静态皱纹的人士，治疗时还需要配合玻尿酸或PRP等其他注射除皱材料才会达到最佳的效果。

问：肉毒杆菌素治疗后多长时间能够见到效果呢？效果能够维持多长时间呢？

答：肉毒杆菌素除皱治疗通常是在3～7天左右见到效果；如果是注射肉毒杆菌素瘦脸和瘦小腿，效果的出现通常是在术后2～4周左右。一次除皱和一次瘦脸的效果维持的时间都是4～8个月左右。

问：注射肉毒杆菌素有什么副作用吗？

答：正确注射肉毒杆菌素是没有副作用的，刚注射完以后可能会有轻微的肿胀，但是半个小时内即可消退；个别部位如果有轻微的青紫现象，通常7天左右会自行消失，这些都是正常的反应。

问：该怎么判断我是否需要接受肉毒杆菌素除皱治疗？治疗前，我该怎么选择呢？

答：如果皱纹已经使你的自我感觉不好，那么就可以考虑接受肉毒杆菌素除皱治疗了。首先，你需要做的是寻找一个值得信赖的专业医生；然后，告诉医生你的要求，与医生讨论需要施打的部位及可以达到的效果；接着，在治疗前签下治疗同意书，拍下术前和术后的照片以便作比较；最后，就可以正式开始肉毒杆菌素除皱治疗了。

问：肉毒杆菌素可以用来瘦全身吗？

答：肉毒杆菌素瘦脸和瘦小腿主要是针对咬肌和小腿肌肉起作用的，即它只对肌肉组织起作用，所以并不是身体任何部位都可以通过注射肉毒杆菌素来达到减肥的目的。

问：我是国字脸，我应该做磨骨手术还是注射瘦脸针呢？

答：选择哪种治疗方案主要要看两方面：

1. 弄清形成国字脸的根源。一般来说脸形方的人有 90% 伴有咬肌肥大，你的问题是单纯的下颌骨肥大、单纯的咬肌肥大还是两者兼有呢？如果是单纯的咬肌肥大或者合并咬肌肥大的问题，我们一般是建议你可以先做瘦脸针，然后看情况决定是否需要磨骨。

2. 问问自己能否接受磨骨手术。做磨骨手术毕竟是有风险的，而且需要休养一段时间来护理伤口，还要预防伤口感染，你是否有足够的勇气和时间来应付这些问题，都是需要考虑在内的。

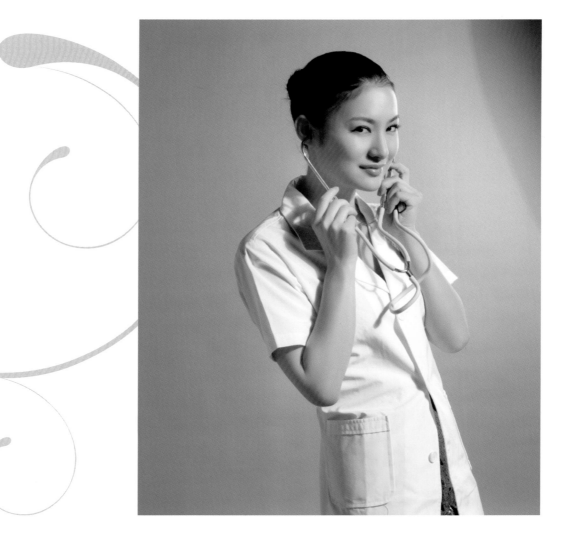

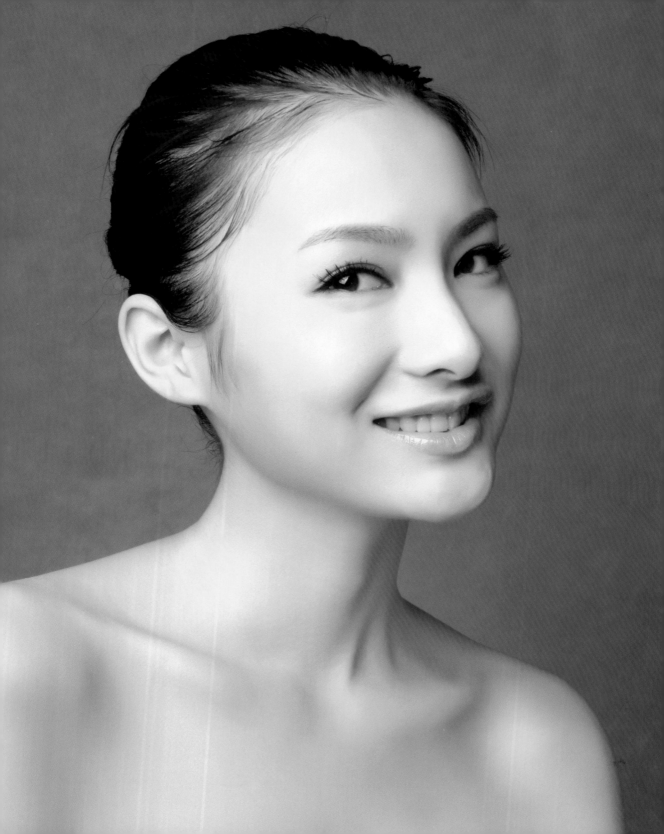

Chapter 04

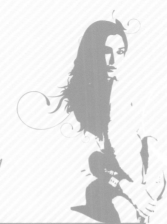

PRP: Anti-aging
Factor from Your Body

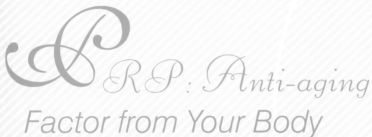

PRP自体细胞回春术：
衰老皮肤的第二次新生

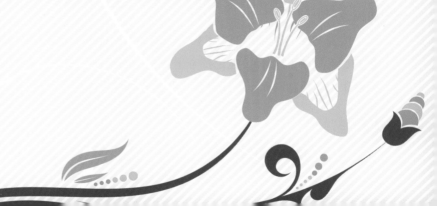

- 面子问题最重要
- 黑眼圈不再是难题
- 让美丽在颈部延伸
- 双手是第二张脸面

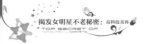

Beauty Guideline

一、美丽**前线**

🌀 想美得彻底，就要恢复皮肤自身的动力因子

爱美是人的天性，可惜青春是短暂的，美丽从来不会作长久的停留。当青春的光彩渐渐消逝，接下来的只有对美丽永久的留恋。

做年老色衰的黄脸婆，谁会甘心呢？每个人都希望自己永远完美无瑕，额头平坦光洁，眼睛明亮有神，面部没有丝毫皱纹，双手也与粗糙绝缘。哪怕衰老真正降临，成了半老徐娘，也要用浓妆来掩盖青春已逝的现实。

美就要美得彻底，美得天然而不露破绽。皮肤医学技术的进步，使我们可以凭借注射技术实现全身大面积的除皱抗衰老。然而这样需要注射过多外来的填充剂，令人担心是否会有不妥。试想一下，如果我们体内就含有能让自己悄悄变年轻的"回春"动力因子，那该是件多美妙的事情啊。

PRP 自体细胞回春术的到来给皮肤注入了生命活力，让已经衰老的皮肤"枯木"，如沐春风般重新恢复生机。令人更惊喜的是，这一切都源于我们体内与生俱来的生物活性。

2010 年，我率先在国内发表了关于 PRP 自体细胞回春术应用于肌肤美化的论文——《自体高浓度血小板血浆（PRP）面颈部皮肤抗衰老临床观察》，从科学的角度诠释了 PRP 的安全与疗效，让美丽有据可循。

接受 PRP 自体细胞回春术作为长期的美肌保养，是大多顾客体验过 PRP 后的共同选择，无论抗衰老或是美白嫩肤，都不在它的话下。当健康与美丽相约而至，还有什么能比这更令人神往。

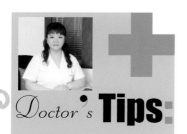

Doctor's Tips

人的衰老速度是由两个因素决定的，一个是先天的，包括人种、遗传；另外一个是后天因素，像抽烟、饮酒、日光性损伤、睡眠质量、工作生活压力、身心疾病等。由于先天因素是注定的，因此即使后天因素样样避免，做足 100 分，人还是会缓慢老去，更何况大部分人坦诚自己未必做得到。那么，我们又如何能延缓衰老、留住自己的青春呢？

Doctor's Views

二、医生**见解**

🐚 衰老的速度取决于你自己

我们这一生衰老的终点和我们出生日之间的距离事后看是恒定的，而人从出生走到衰老的终点就像是坐缓缓向下走的扶手电梯。先天因素决定了扶手电梯的倾斜度，倾斜度陡，衰老得就快；倾斜度平，衰老得就慢。但是无论电梯是陡还是平，都是在往下走的，势必将我们带往衰老这个终点。

虽然扶手电梯的倾斜度是无法改变的，但是站在上面的我们可以选择自己的运动方向。对美丽和健康努力的多少决定了我们是原地不动站着滑向终点、快步加速走向终点还是逆着电梯的方向往回跑，和衰老作斗争！

人人都想往回跑，都想超越扶手电梯向下的速度，但是从整个衰老的进程来看，这是不可能的，我们只有尽自己所能来抗拒衰老，那么能做些什么呢？PRP 自体细胞回春术是个可以考虑的选择。

吸烟、日晒、酗酒、熬夜……   生活美容、美容医学、保健……

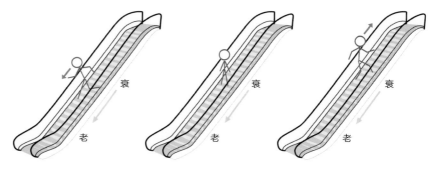

图4-1　加速衰老　　　　　图4-2　正常衰老　　　　　图4-3　延缓衰老

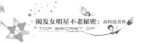

PRP 自体细胞回春术就像源源不断的动力，能持续地刺激你的肌体产生更多的能量，让你不停地逆着衰老的电梯往上跑。由于 PRP 技术所注射到我们体内的并不是体外的异物，而是自己的血液提取物，因此这份动力除了可以不断地添加，还不用担心有什么不良反应。至于哪种速度适合你自己的肌体，需要你和医生来共同决定。所以，从美容的角度来看，衰老的速度在一定程度上是可以被你自己所左右的，剩下的就要看你愿不愿意、主不主动了。

🍃 血小板是人体内的"回春"动力因子

说起血小板，大家应该都不陌生，它是我们身体的守护神。当身体出现伤口流血时，血液中的血小板就开始发挥自身的凝血功能来保护肌体。大家可能还不知道，血小板在发挥凝血作用的同时，还会激发自体生长因子来生长出新的组织。所以，血小板是人体伤口的一道防线，也是新生细胞的发动机，同时又是蕴藏在我们体内的"回春"动力因子。

血浆中可以提取的血小板虽然量很少，但在注射入皮肤后，能够刺激肌体产生大量的生长因子，从而促进创伤的愈合和细胞的增殖、分化及新组织形成。这项技术就叫做 PRP——Platelet Rich Plasma，中文意思是"高浓度血小板血浆"。从 20 世纪 90 年代中期开始，PRP 技术就被广泛应用于各种外科手术、心脏手术以及整形手术，用来促进伤口、组织的愈合及细胞再生，同时也有迅速止血、止痛的作用，还可极大程度减轻术后疤痕的形成。著名的美国高尔夫球手泰格·伍兹在 2008 年 6 月膝盖受伤后，就是通过 PRP 得以迅速康复的。

随着 PRP 在临床上的应用扩大，实验室的血小板提取技术开始显得力不从心，保证每次提取的浓度和活性也成难题。2003 年开始，英国籍医生 Otto 和日本籍医生 Kubota 在 PRP 技术的基础上对提取流程和应用进行了创新，让更精确、更快速提取血小板的技术从实验室走向了临床应用。

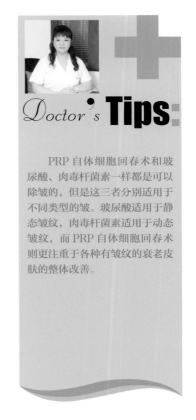

Doctor's **Tips**

PRP 自体细胞回春术和玻尿酸、肉毒杆菌素一样都是可以除皱的，但是这三者分别适用于不同类型的皱。玻尿酸适用于静态皱纹，肉毒杆菌素适用于动态皱纹，而 PRP 自体细胞回春术则更注重于各种有皱纹的衰老皮肤的整体改善。

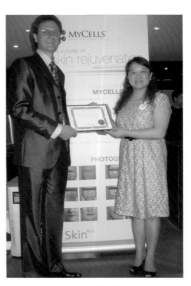

图4-4　李秋涛医生和 Otto

🌀 浓度、活性、安全：一个都不能少

PRP 技术用于注射皮肤医学方面，被称为 PRP 自体细胞回春术。自体细胞回春术也叫做 ACR（Autologous Cellular Rejuvenation），中文意思是"自体细胞再生"。简单来讲，PRP 自体细胞回春术就是利用自身血液，用高科技分离提取技术，制作出富含血小板和生长因子的高浓度血清，再注入特定的皮肤层次。

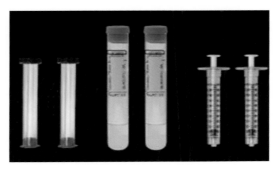

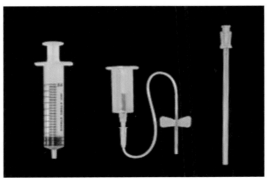

图4-5　Mycells提取技术

血清中的活性成分能衍生自体多种生长及修复因子，激活皮肤细胞功能，改善新陈代谢，并促使自身肌肤组织重建再造及胶原增生，修补衰老受损的肌肤。由于可注入皮肤的不同层面，PRP 自体细胞回春术可以解决多种皮肤问题，如皱纹、皮肤松弛、疤痕、黑眼圈、眼袋等。PRP 自体细胞回春术的治疗过程，相当于提取了人体自身有效成分集中运用于有缺陷的皮肤处。接受治疗后，在数周至一个月内可看到肌肤有多方面的改善，包括弹性、光泽、紧致和娇嫩等。

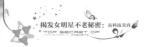
听起来这么神奇，那么血清中的血小板是不是越多越好呢？并非如此。在注射成分中，血小板的浓度达到人体正常值 4 ～ 6 倍是个合适的比例，不是越高越好；同时颜色以淡青黄色为宜，不含红细胞。

在给血液离心分层时，离心力的大小也是影响疗效的一个关键因素。离心力太小无法分层，但太大则会令有效细胞受到撞击而影响活性，这都需要医生凭借大量的临床数据和丰富的经验来掌握。

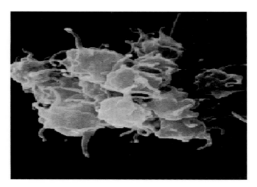

图4-6　活性的血小板

为了顾客的安全，避免十万分之一的失误概率，建议治疗医生不要怕麻烦，务必将每一个顾客的血浆单独离心，确保 100% 的安全。

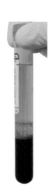

图4-7　经过离心分层处理后的血液

表4-1：玻尿酸、肉毒杆菌素及PRP对比简表

方法	肉毒杆菌素	玻尿酸	PRP
作用原理	阻断神经与肌肉间的神经冲动，放松过度收缩的肌肉	储存水分 增加皮肤容积 刺激胶原增生	刺激细胞更新活化，补充并刺激产生多种自体细胞生长因子
功效	动态除皱 国字脸 萝卜腿 局部多汗症	静态皱纹 局部塑形 皮肤干燥 皮肤枯黄	各种皱纹、皮肤粗糙暗黄、黑眼圈、泪沟型眼袋、薄唇、皮肤干瘪无光泽、凹陷性疤痕、毛孔粗大、过敏性肌肤
注射层次	肌肉	真皮各层	真皮各层
见效时间	1周左右	立即见效	2周～3个月
代谢时间	半年左右/次	6～12个月/次	个性化
过敏反应	极低	极低	无
是否完全代谢	是	是	—

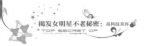

New Era of True Beauty: Being Myself!

三、美丽革命——
我也是大明星！

🐚 面子问题最重要

适用范围：	静态皱纹、松弛、皮肤暗黄粗糙、痘疤	疗程建议：	一个月1次，连续注射3次，以后每半年到一年1次
治疗时间：	20～30分钟	恢复时间：	1～3天
疼痛指数：	★★☆☆☆	维持时效：	1～2年
安全系数：	★★★★☆	费用预估：	￥8000～10000/次

　　是朝气蓬勃的年轻人，还是历经沧桑的老者，从面部的皮肤状态一眼就可以看出来。但是，有些明星却仿佛拥有不老的魔力，面部完全看不到岁月的痕迹。林青霞、赵雅芝就是这种不老神话的代表，一张光洁无瑕的脸，往往会令人误以为她们是永远处于豆蔻年华的青春少女。明星们之所以能够永葆青春，皮肤医学当然有一份功劳。她们用的那些昂贵且效果微小的护肤品，普通人也许没有福气享用，但是PRP自体细胞回春术绝对不能错过。

回春术治疗完全不影响工作和生活

　　劣质的护肤品含有大量有害人体的化学原料，长期使用会对皮肤产生刺激，加速皮肤的氧化过程。氧化的后果就是柔嫩的皮肤变得粗糙，不再光滑，失去弹性，出现色斑、细纹……使用劣质护肤品尚且如此，天天在实验室里与各种化学物朝夕相处，皮肤又会变成怎样呢？

　　有一天，办公室里来了一位化学教授谢女士。她的皮肤问题比较多，各种问题都有：毛孔粗大，肤色暗沉，静态皱纹爬满全脸，泪沟深，让人觉得她总是很疲惫，完全不像才40岁出头的女人。谢女士向我抱怨，用什么补水面膜都不管用。我还以为谢女士是长期使用了劣质护肤品造成的，了解了一下她日常工作的内容，才知道不是。原来谢女士需要在实验室里长期带着一批又一批的学生做化学实验，皮肤天天接触散发在空气里各种各样的化学成分，不和主人闹矛盾才怪呢！

　　我仔细检查了谢女士的皮肤情况，建议她做全脸PRP自体细胞回春术。

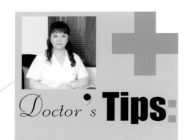

谢女士对高科技美容很理性，仔细询问了我 PRP 自体细胞回春术的治疗原理。我说到一半，她就明白了是怎么一回事。我告诉她做完治疗后，脸会有点红，休息 15 分钟就可以回家了，会在一周左右看到变化。在这期间完全不影响工作和生活的，但是要注意防晒和补水。

谢女士带点惊喜地说："这可比我想象的要舒适方便多了，原来还打算休假时才来处理我的皮肤问题。"

回春术可让肌肤变得紧致水嫩

助手带谢女士去无菌注射室，请她洗净双手后躺在治疗床上，然后帮她全脸敷好麻药，再熟练地从谢女士手臂抽取了 10 毫升的血液放进试管里。这些血液用离心机离心分层后，就可以提取治疗用的富含血小板的血清了。经过半个小时，一道道工序都已经完成，谢女士脸上的麻药也生效了。助手清洁干净她脸上的麻药，我开始注射治疗了。在她面部静态皱纹较多的位置注射得比较密集，由于有麻药的作用，谢女士不会觉得有太大疼痛感。

治疗完成后，谢女士脸上没有太大的变化，她半信半疑地离开了。但半个月时间不到，谢女士迫不及待地打电话来，问我什么时候可以做第二次。我告诉她第二次治疗要间隔一个月后再做，不能着急。她在电话里笑着说："李医生，学生最近都夸我的皮肤变好了，我自己也感觉到了是有改善，谢谢你。"我听了也很为谢女士高兴。

PRP 自体细胞回春术全面部治疗，通过自体细胞物质激活皮肤层生长因子，可以整体改善脸部衰老的情况，使面部轮廓变得清晰，肌肤变得紧致水嫩。就连脸上原来只能通过玻尿酸来填充的泪沟，现在也能通过 PRP 自体细胞回春术解决。

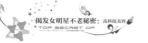

黑眼圈不再是难题

适用范围：黑眼圈	疗程建议：	一个月1次，连续注射3次，以后每半年到一年1次
治疗时间：15分钟左右	恢复时间：1～3天	
疼痛指数：★★☆☆☆	维持时效：渐进性改善	
安全系数：★★★★☆	费用预估：￥5000～10000/次	

从年轻到老去，我们的眼睛时时刻刻都是身体的信号灯。年长的人们都苦恼过一件事，那就是：随着年龄的增大，眼睛周围会长出细小的皱纹；日积月累，这些皱纹会越来越严重，直到变成一条条深深的静态皱纹。但是，年轻人同样有眼周皮肤问题的烦恼。据统计，年轻的亚洲女性最在乎的眼部问题有小眼袋、黑眼圈和细纹，尤其是黑眼圈，已经成为眼周皮肤问题的重灾区。

真正的黑眼圈

黑眼圈很常见，但是你可能还不知道它也是有许多学问的。黑眼圈通常分为两大类，即先天性的和后天性的。很遗憾，先天性的黑眼圈目前还没有非常有效的治疗手段，幸好并不多见。

后天性的黑眼圈就非常多了，环顾你的周围，或者照照镜子，"戴着"黑眼圈的人并不比长黑头的人少。实际上，最常见的黑眼圈是：

血管型黑眼圈——主要特征是眼下血管呈蓝青色。这类黑眼圈形成的主要原因是眼部皮下血液循环不好，代谢废物不能够及时排出，常见于经常熬夜、睡眠质量不好、长时间对着电脑工作的人。还有部分发生在有过敏性鼻炎的人身上，因为这类人的血管中容易有发炎物质，会引起皮下血管扩张，引起血管轻微瘀血，导致眼睛下皮肤常常会有蓝青色的黑眼圈。除了过敏性鼻炎，其他慢性炎症也有可能引起蓝青色黑眼圈。

似是而非的黑眼圈

更多的黑眼圈其实只是一种视觉上的错觉，主要有四种类型：

泪沟型黑眼圈——泪沟真是害人不浅，本来就会让人看起来无精打采的，现在还成了形成黑眼圈的元凶！有些人内眼角下方的皮肤层很薄，不但有泪沟凹陷，还容易显露皮肤下的血管，看起来像是黑眼圈；另外，伴随着年龄的增长，眼下皮肤的胶原组织慢慢流失，也会造成眼下皮肤变薄、凹陷，形成泪沟型黑眼圈。

色素型黑眼圈——主要特征是眼周皮肤有真皮层或者表皮层的色素沉着。雀斑、褐青色痣如果长的位置恰好在眼下，很容易给人以黑眼圈的错觉。

骨架型黑眼圈——有这种黑眼圈的人着实很冤枉，只是由于眼部骨架突出或眼窝凹陷形成视觉上的阴影，从而看起来像黑眼圈。

肌肉型黑眼圈——肌肉型黑眼圈是因为眼睛下方的肌肉过度收缩，出现了肌肉型的小眼袋。这小眼袋虽然不如长者的眼袋那般"醒目"，但是对年轻女孩子的杀伤力绝对不可小觑。小眼袋和泪沟一样可恨，不但自己不干好事，还利用视觉效果，让眼睛下面的皮肤看起来黑黑的，令人误以为有了黑眼圈。

这些由于睡眠不足、血液循环、鼻炎、骨架构造、肌肉活动而造成的后天性黑眼圈，不管真假，都可以根据具体情况采用不同的个性化治疗方案。在眼周注射玻尿酸可以填充凹陷，注射 PRP 可以激活眼周皮肤的活性，再配合肉毒杆菌素、雷激光改善干纹细纹、去除小眼袋，复合冷光和柔肤镭射去除色素沉着，这样一来，真假黑眼圈必然无所遁形。

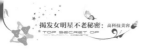

让美丽在颈部延伸

适用范围：颈纹、颈部皮肤松弛	疗程建议：一个月1次，连续注射3次，以后每半年到一年1次
治疗时间：20分钟左右	恢复时间：1～3天
疼痛指数：★★☆☆☆	维持时效：渐进性改善
安全系数：★★★★☆	费用预估：¥5000～10000/次

即使再年轻的女人，如果光照顾好面子而忽略了脖子的护理，一条条颈纹就会毫不留情地出现 就像数年轮能知道大树有几岁一样，数女人脖子上的颈纹也就知道了这个女人"老化"到什么程度。据说一条颈纹代表年近30，每多一条就添寿10年。"看女人的年龄，不要看脸蛋，要看脖子！"这可是男性同胞们发出的感叹啊！

为什么我们的颈部最容易生出皱纹

为什么我们的颈部最容易生出皱纹呢？这和颈部的生理特征是分不开的。首先，颈部的皮肤非常细薄，而且十分脆弱，这就使颈部不可能长久保持光滑平顺的状态。其次，颈部的皮脂腺和汗腺的分布数量也不多，仅仅只有面部的1/3，皮脂分泌这么少，持水能力自然比面部要差许多，从而容易导致干燥，让皱纹悄然滋生。

同时，我们在日常生活和工作中的种种不良姿势，过多地压迫颈部，也会使颈部的肌肤加速老化和失去弹性。例如，喜欢枕着过高的枕头睡觉；只顾埋头工作，很少利用间隙，抬一抬头活动活动颈部；用脖子夹着电话听筒煲电话粥；不注意颈部的防晒等，这些都使颈部不可避免地产生皱纹。而这些皱纹一旦在颈部出现，就很难完全消除。

一言以蔽之，颈部自身的生理结构，还有我们对其护理的长期忽视，以及不良的生活和工作习惯，都是致使颈部皮肤丧失水嫩平滑、早早出现皱纹的重要原因。

颈部护理越早开始效果越好

其实说起对颈部的护理，大多数女人都会有些惭愧。我们花了许多时间、心思、金钱在脸蛋上，可是很少想到护理颈部皮肤。一旦它出现问题，我们才会去注意它、呵护它。肯定没有人愿意变成"鹅蛋脸，鸡脖子"的，那平时就要注意护理颈部了。颈部的护理不一定要等到多少岁之后才开始，越早开始，保养的效果就会越好。

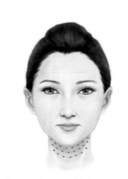
图4-8 抚平颈部静态皱纹示意图

PRP 自体细胞回春术，注射于真皮乳头层，在颈部真性皱纹的底部进行刺激，使细胞缓慢生长后填平纹路，同时不会像其他填充剂那样发生移位、结节等现象。

如果不及早保养，年纪越大，颈纹就会变得越明显，颈部出现"火鸡脖子"的问题就越严重。我们可以看到，许多老人家的颈部皮肤除了松弛外，还会出现两条直线状的皱纹，这时就需要加上肉毒杆菌素以及 Thermage（热酷紧肤）来治疗了。

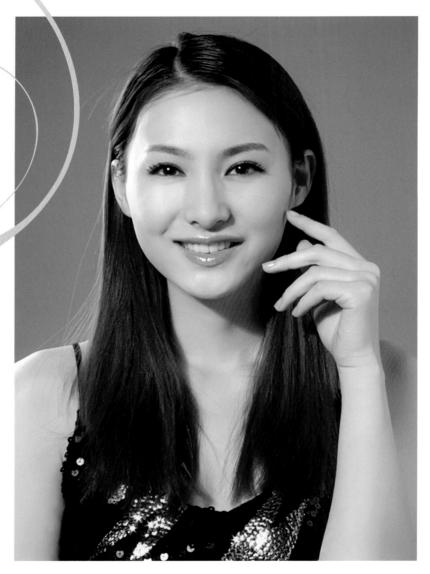

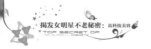

🌀 双手是第二张脸面

适用范围：手背纹	疗程建议：	一个月1次，连续注射3次，以后每半年到一年1次
治疗时间：15分钟左右	恢复时间：1~3天	
疼痛指数：★★☆☆☆	维持时效：渐进性改善	
安全系数：★★★★☆	费用预估：¥8000~10000/次	

　　女人绝对要注意细节，细节往往成就完美。烈日当空，裸露的部位就是女人要着重打造的地方：玉手、纤足、性感肚脐，的确一个也不能忽视。手是女人的第二张脸，一双洁白修长的手相信是每个女人都梦寐以求的，而到了夏天，美丽的双手更是可以为你的形象大大加分的。

手是泄露年龄秘密的罪魁祸首

　　谁都以为颈纹和眼角皱纹是泄露年龄的罪魁祸首，其实女人的第二张脸同样也是。美国流行天后麦当娜能歌善舞，向来给人活力十足、永葆青春的感觉，可是她的一双手却不幸暴露了娜姐青春不再的现实。

　　四十多岁的麦当娜，在聚光灯下完全看不出真实的年龄。她脖子上的皮肤紧绷光滑，没有一圈圈的颈纹；那双猫一般的眼睛周围，丝毫看不到皱纹存在；下颌也没有松弛下垂的迹象，完全看不到这个年龄的女人都会长出的双下巴。护肤有术的麦当娜每次出现在公众面前，都显得神采飞扬，衰老仿佛永远不会降临在她的身上。可是，她在伦敦被八卦周刊狗仔队拍到的双手却是惨不忍睹。那双手布满了皱纹，而且青筋暴露，向全世界公开了她不再是年轻小女孩儿的事实。

　　年复一年花重金使用肉毒杆菌素注射除皱的麦当娜，怎么也想不到自己手部皮肤的状况，就把自己苦心缔造的不老神话戳破。看来真正的美女不仅要有白皙的皮肤、光洁的颈部，还需要有一双柔软细嫩、光滑无瑕的美手。

千金易得，美手也可求

　　《诗经》里面有"手如柔荑"的诗句，这是用茅草根来比喻美手的白嫩。古诗中提到手指，也多用"玉指"，细腻白嫩俱在一个"玉"字之中。十指纤细白皙，肤质嫩滑、细腻，没有丝毫的瑕疵，就是一双美手的最高境界。

　　熟悉活动策划的朋友都知道，聘请手模的价格比普通走秀的模特价格高很多。原因不言而喻，天生就有一双美手的人太少了。有一个大学时代的校级偶像，是众多女孩子心目中的白马王子，在一次校友聚会上亮出了他的择偶条件：就是一定要找一个双手漂亮的老婆。这真是千金易得，美手难求啊！

在社交场合中，我们除了不想在仪表方面给人留下不好的印象，也不会希望在握手时让对方接触到自己粗糙的手，因此很有必要对自己的"第二张脸"多加呵护。但在日常生活中，人们又大多会忽视手部的保养，使手部皱纹过早出现。做手部 PRP 自体细胞回春术，能迅速使一双皱纹遍布、青筋暴露的手变得圆润丰满，让人看起来很年轻、健康。这种治疗在时尚圈很受青睐，因为贵妇名媛、演艺明星常有秀珠宝、名表的机会，如果双手看上去太糟糕，应该会很糗吧！

利用 PRP 自体细胞回春术治疗手背皮肤，可以使用细针做点状注射，双手可在十几分钟内施打完；回家后，加强保湿可维持更好的效果。

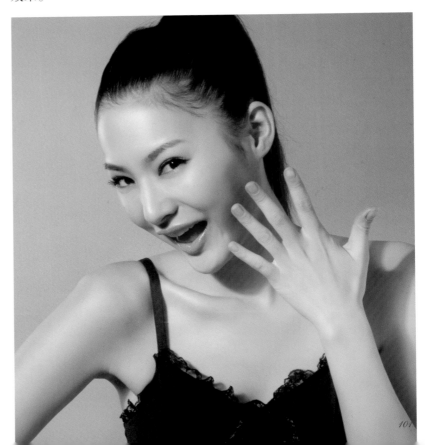

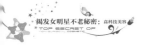

Treatment Steps Outline

四、美丽**体验**

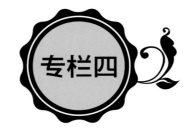
专栏四

🍂 图解PRP自体细胞回春术步骤

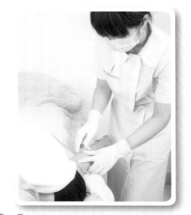

01 护士帮顾客抽血。

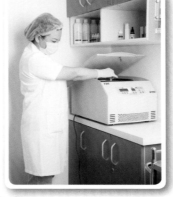

02 医生将装有血液的试管放进离心机，进行离心分层。

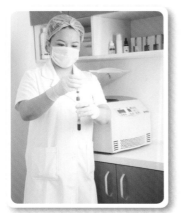

03 医生提取并活化PRP。

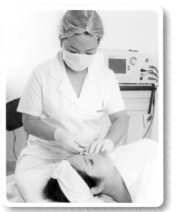

04 医生为顾客进行PRP自体细胞回春术治疗，并进行激活。

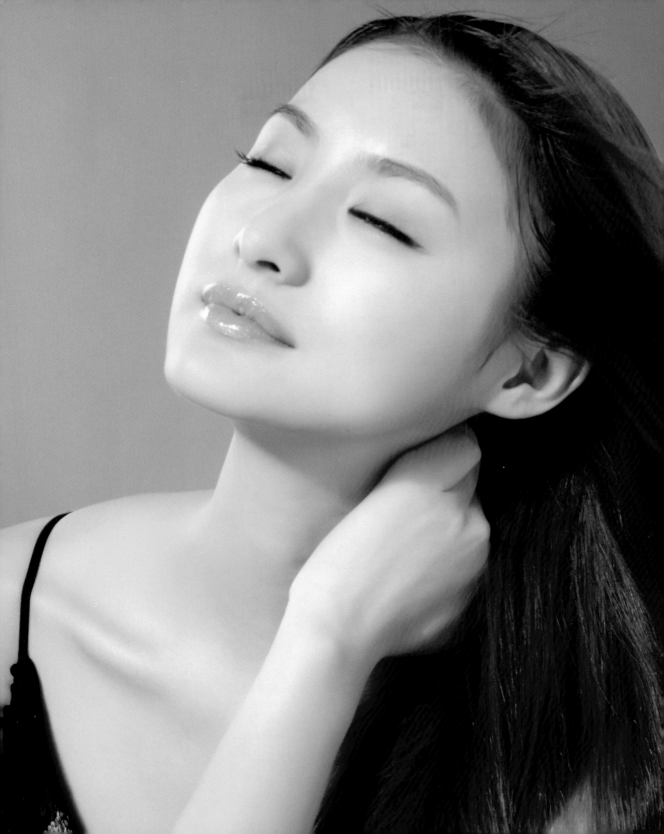

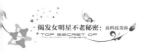

PRP Anti-Aging Q&A

五、有关PRP
自体细胞回春术
的**问与答**

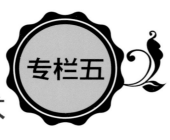

专栏五

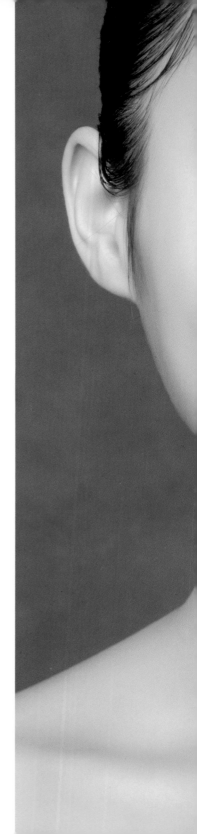

问：**PRP自体细胞回春术治疗之前需要做皮试吗?**

答：注射前做皮试是为了防止人们对药物产生过敏反应，但是并非所有的注射治疗都需要皮试。PRP自体细胞回春术所采用的注射原料是取自于求美者自身血液的，注射进人体后不会出现过敏反应，所以不必在注射前进行皮试。

问：**为什么PRP自体细胞回春术不像玻尿酸那样当场见效?**

答：玻尿酸注射除皱是填充的原理，因此可以立即看到注射的效果。但是，由于PRP自体细胞回春术是通过自身血液中提炼出的活性细胞及生长因子来刺激真皮层的组织新生，以达到抚平皱纹的效果，所以在注射后一段时间，才会看到效果。通常一个疗程需要3~5次的治疗。

问：**PRP自体细胞回春术和肉毒杆菌素、玻尿酸可以同时注射吗?**

答：这三者的注射层次、作用机理是不一样的，理论上讲可以同时注射。但是为了效果的更完美体现以及避免不必要的风险，不建议在同一时间内接受几种治疗，而且对于求美者来说，如果时间许可，没有必要同时在一个部位注射三种不同的除皱物质。

问：**别人会看得出我做了PRP自体细胞回春术吗? 注射后多久才能化妆?**

答：PRP自体细胞回春术的治疗是没有伤口的，通常注射完后会有少许的红肿，但一般4~6个小时后会自动消退。所以，在注射完6个小时后就可以正常上妆了，也不会有人发觉你做过治疗。不过，有些人

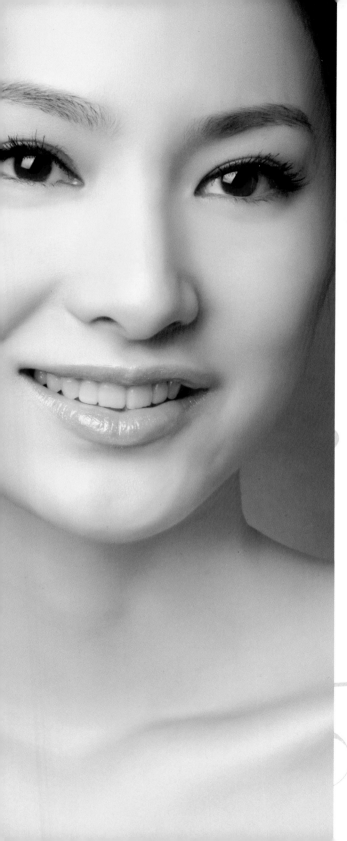

的个别部位会有可能发生青紫的现象，不用担心，通常7天左右即可消退。

问：PRP自体细胞回春术和玻尿酸相比，哪个效果更好？

答：玻尿酸是具有超强吸水、锁水能力的半固体胶状物质，填充进皮肤起抚平静态皱纹、水嫩肌肤和雕塑轮廓三大功效，主要用于去除法令纹、眉间纹、泪沟、隆鼻、丰下巴和种植面膜等。其成分与人体所含玻尿酸高度类似，注射后一年左右能逐渐被代谢。

PRP自体细胞回春术的注射原料是提取自每个人自身的高浓度血小板血浆，具有高度的天然生物活性，经提纯和活化后注射到肌肤，将活化能量传递给肌肤，像肥料一样激发细胞的活力，起到去除皱纹和提升肌肤自我修复能力的功效，适合长期注射。

综上，PRP自体细胞回春术和玻尿酸虽作用原理和适用范围不完全类同，其实并不存在绝对的孰好孰差，具体要根据每个人的需求来权衡选择。

问：PRP自体细胞回春术的效果能维持多久？多久会被代谢掉？

答：注射一个疗程的PRP自体细胞回春术能维持1~2年，但注射成分作为生物能量的载体，并不能理解为被分解或代谢。因为治疗所注射成分相当于肌肤生命力的马达，它负责启动肌肤不断新生细胞进行自我修复的程序，新生的细胞作为人体的正常组织，会随着时间先后进入常规的衰老过程，所以此过程会远长于注射成分的消耗。

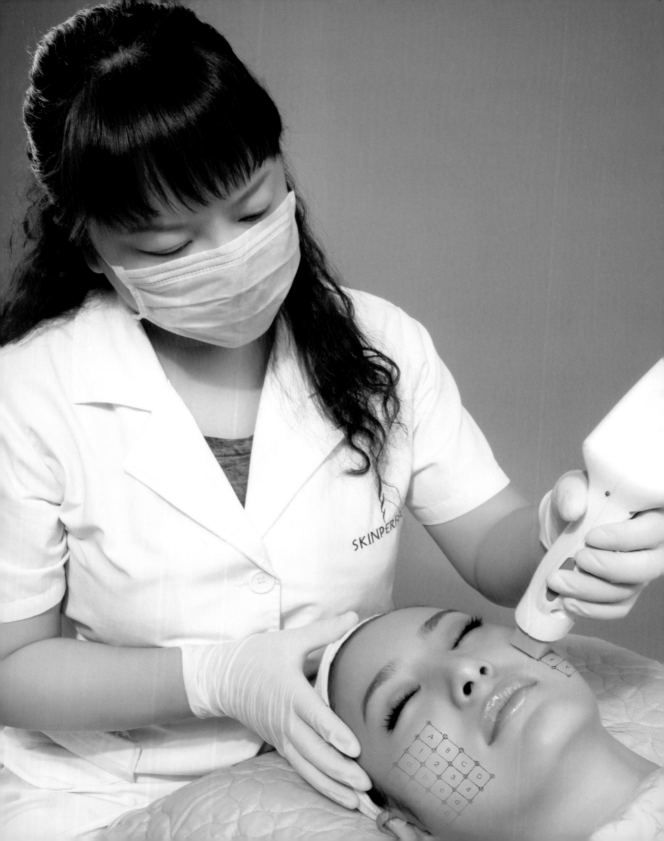

Chapter 05

Thermage:
Reshaping Your Body

Thermage（热酷紧肤）：
让我们优雅地老去

- 让面部更精致
- 运动不到的地方
- 衰老无处不在

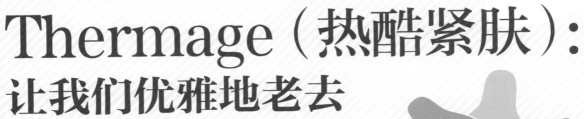
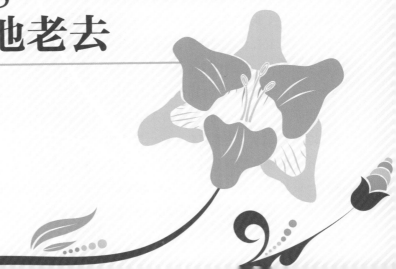

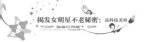
Beauty Guideline

一、美丽前线

调慢时间指针，延缓青春脚步

关于 Thermage（热酷紧肤），有一点让我感到很自豪：大陆首例临床案例就出自我手。成为"首位临床治疗"的顾客黄小姐，是 2008 年 10 月特意从上海飞来深圳的。从外表上看，黄小姐像个二十多岁的年轻女孩，打扮时尚新潮，衣着光鲜亮丽，皮肤更是白皙细嫩，完全看不出年月的痕迹。但她告诉我，她已经 36 岁了，是两个孩子的妈妈。

我完全相信黄小姐的话，就凭她对设备的性能和技巧的了解。她几次追问我关于 Thermage（热酷紧肤）的问题，问得非常专业，甚至带有学术性质，普通顾客很少有这么高水准的提问。但她问了，说明她非常了解 Thermage（热酷紧肤），而且早知道答案，只是想试探我是否熟悉设备的性能和操作。

那些问题当然难不倒我，我更好奇的是，黄小姐怎么会不远千里从上海找到我们的呢？她睁大眼睛说："我只是找 Thermage（热酷紧肤）的时候找到你们的。我找了很多电波拉皮，却都不是 Thermage（热酷紧肤）。"皮肤美容和传统医学治疗有个相同点，许多人不看重医疗设施，但看重有名气的医生，她却是我第一次遇到的不冲医生而是冲设备来的顾客。我的虚荣心多少有点失落，可是又非常高兴黄小姐对 Thermage（热酷紧肤）有那么深入的认知。

我问她："你的皮肤在同龄人里面算是保养得很不错的，为什么还想做 Thermage（热酷紧肤）呢？"

黄小姐有自己独到的护肤见解："皮肤再好也离不开后天的正确保养，就像是种花一样，花朵开得再灿烂，不浇水、不照阳光的话很快就会枯萎，怎么可能保持美丽？我每天都会腾出一些时间做简单的护理，一两年做 1 ~ 2 次大的保养，这样的搭配才能给皮肤最好的营养。"

这些国内还没有通行的护肤理念，黄小姐已经懂得并在自己身上实施了，她的皮肤还像二十多岁时那么年轻，不是没有道理的。遗憾的是，大多数人心里都有这么一种定向思维：皮肤松弛是三四十岁以后的事情，保养应该是到了那个年龄才该做的。殊不知，抗衰老是个长期的过程，等到连自己都看不下去时才想到治疗，那已经有点亡羊补牢的味道了。应该像黄小姐这样，懂得未雨绸缪，才可以享受紧致肌肤带来的美丽与自信。

我们无法躲过衰老，终有一天皮肤会松弛，但是我们可以选择衰老的方式。Thermage（热酷紧肤）等现代高科技美容仪器和技术，已经可以帮助我们放缓时间的指针，让自己优雅地老去、美丽地老去。

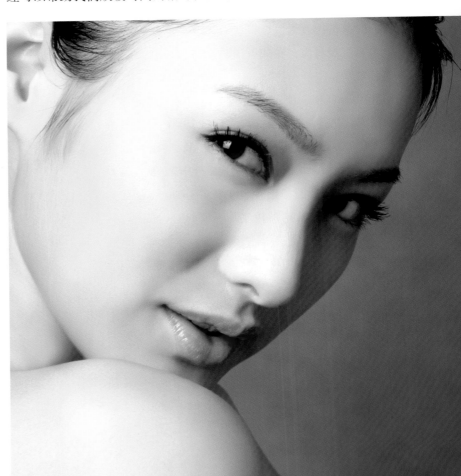

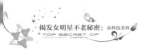

Doctor's Views

二、医生见解

Thermage（热酷紧肤），电波拉皮始祖

早在 2002 年，美国 Thermage（热酷紧肤）公司的 Thermacool 设备已得到美国 FDA 认证并通过了美国国家 48 项专利认证，并于 2004 年获欧盟 CE 认证。随后，Thermage（热酷紧肤）凭借良好的临床效果，迅速风靡了全球八十多个国家和地区。

2004 年，Thermage（热酷紧肤）来到台湾。为了方便消费者记忆，台湾的医学机构就为这款设备取了一个形象的中文名字：电波拉皮。这个名字直观易懂，很快就流传开来，真名"Thermacool"反而没有多少人知道。

直到 2009 年 3 月，Thermage（热酷紧肤）才拿到中国国家食品药品监督局 SFDA 认证，从而让内地的消费者有幸一睹电波拉皮的庐山真面目。美国 FDA 及中国 SFDA 的双重认证，使它的权威性不言而喻。

尽管"电波拉皮"这个名字来源于 Thermage（热酷紧肤），但在国内，电波拉皮并不等于 Thermage（热酷紧肤），而是众多射频紧肤设备的一个统称。这就像汽车是一个统称，但汽车不等于是本田或者奔驰。本田、奔驰、奇瑞这些汽车，由于厂家不同、品牌不同，性能也有所差异。同理，电波拉皮分为医疗版和养护版，不同版本有不同疗效。有些消费者没有弄清楚两者的区别，做了养护版的电波拉皮，却想得到医疗版的效果，这就难免会失望了。所以一听说 Thermage（热酷紧肤）是电波拉皮，马上就投以怀疑的眼光，实在是有些冤枉。

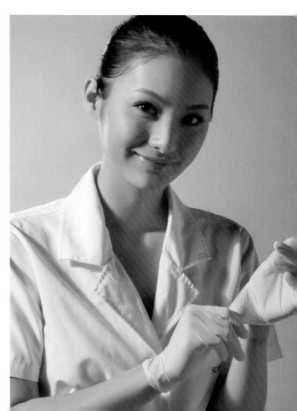

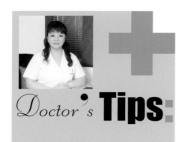

Thermage（热酷紧肤）还有别名叫热玛吉和塑美极，你或许有点陌生，但"电波拉皮"一定听说过。2006年电波拉皮突然声名鹊起，席卷整个中国内地的美容市场。"拉一拉，拉回十年青春"的广告宣言，让所有想要永葆青春的人对电波拉皮趋之若鹜。但是，谁也没有想到，曾被认为是抗衰老福音书的电波拉皮，三年后就落得怨声载道的下场。许多人在使用电波拉皮后，收效并没有广告宣传得那么大……那么Thermage（热酷紧肤）又是

松弛和皱纹大不同

抛开设备的问题不谈，还有一点很重要的因素是很多人没有分清松弛与皱纹的区别。"皱纹"的概念我们在上文已经谈过，"松弛"则主要是指大面积皮肤的坍塌和下垂。大家应该都有见过脸上的皮肤耷拉下来或者皮肤整体松垂的人，这样的情况我们则称之为"松弛"。松弛的情况在两颊或者下巴是最常见的。

松弛和皱纹可以独立存在，也可能同时发生。对松弛、皱纹、松弛与皱纹并发这三种皮肤情况的处理方案是不一样的。只有对皮肤有深入的了解，对各种治疗方法有全面深刻的认识与研究，才能选择最好的治疗方案。混淆这些区别的顾客，坚持用治疗松弛的办法来解决皱纹问题，或者反之，都是错误的。

Thermage（热酷紧肤）看名称就知道是一款紧肤仪器，主要起到提升、收紧皮肤的作用，改善松弛的问题。在改善皮肤松弛的同时，也顺带解决了部分皱纹问题，但主要不是用来除皱。有皱纹的人，皮肤可能并没有松弛；而皮肤松弛的人，脸上不一定有皱纹。许多人误以为Thermage（热酷紧肤）可以消除皱纹，要求用Thermage（热酷紧肤）来完全除皱，这就不太合理了。硬要将一种与自己皮肤问题不相符的治疗方式往自己身上套，试图有满意的效果，往往是南辕北辙，最后会让你失望不已。再好的"药"也不能包治百"病"，这一点我们一定要明白。

热酷两重天，Thermage（热酷紧肤）治疗有效又安全

为什么Thermage（热酷紧肤）的名字又"热"又"酷"呢？

Thermage（热酷紧肤）拥有CRF单级电容式射频的专利技术，能够准确地将射频能量作用于皮肤组织的支架层——真皮纤维框架层。它有专利性的技术，能保持CRF电容的稳定性，在真皮层准确地达到65℃左右的温度。真皮层中的胶原蛋白在60℃～70℃温度时会立即收缩，而后，身体会启动损伤修复机制，产生大量的新生胶原蛋白，从而，让老化松弛的皮肤恢复坚实、平滑。

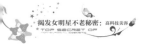
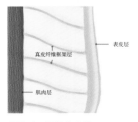

图5-1　松弛的皮肤

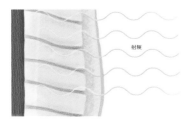

图5-2　治疗中，射频热量直达
真皮纤维框架层

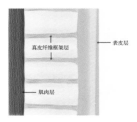

图5-3　治疗后，真皮层中的胶原蛋白
立即收缩，皮肤呈现坚实、平滑的状态

　　不仅如此，热能甚至可以继续深入皮下组织，达到脂肪层，让皮下脂肪收缩。所以，Thermage（热酷紧肤）治疗除了用在拉皮、紧实、抗衰老等方面，还可以应用在局部瘦身减肥上，如消除"蝴蝶袖"等问题，也有良好效果。

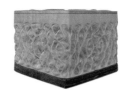

图5-4　治疗前的真皮纤维框架层松弛

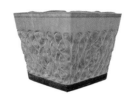

图5-5　治疗后的真皮纤维框架层收紧

　　有人会担心，65℃这么高的温度，皮肤会不会被灼伤、烧焦？Thermage（热酷紧肤）最特别的地方，就是它还有一个冷却系统，可以同时将表皮冷却至–26℃。这能轻微地麻痹神经，减轻不适感，还

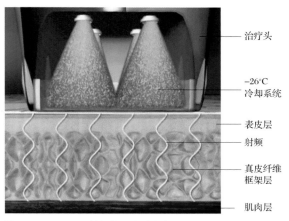

治疗头

–26℃
冷却系统

表皮层

射频

真皮纤维
框架层

肌肉层

图5-6　Thermage（热酷紧肤）的治疗原理示意图

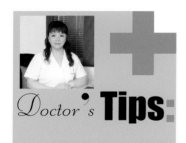

Doctor's **Tips：**

市场上的射频设备五花八门，有些机构为了便于区别，根据作用的强度将这些设备分为医疗版和养护版。医疗版的射频紧肤设备就是 Thermage（热酷紧肤）；养护版的有些也叫做冰点射频。对一些皮肤松弛轻微或者皮肤尚未松弛的皮肤问题，冰点射频也能起到很好的预防作用。

大家在选择治疗项目时，要先明确自己的需求和问题所在，然后才会得到适合你的治疗方案和满意的效果。

能防止真皮层透上来的热量伤害到表皮层。这样一冷一热、热酷两重天，正是 Thermage（热酷紧肤）紧肤优势的集中体现，所以在治疗过程中不会感到有多大的疼痛感，是十分安全的治疗方式。

一次治疗可以年轻一辈子吗

在做 Thermage（热酷紧肤）治疗前，要先做基础的面部清洁，把面部的油脂完全清洁干净。然后在脸部涂上麻药敷 30 ~ 40 分钟。接着医生会用 Thermage（热酷紧肤）专用的打格纸在脸上印上标记，并会根据各人不同的情况调整施打重点。为了让射频能量更好地传导到皮肤，还配有 Thermage（热酷紧肤）专用的耦合剂，涂抹在施打部位。

热酷紧肤的使用，对医师的要求很高，只有规范的操作和大量的临床经验才可确保治疗的安全性和有效性。有人会问，那是不是做了一次 Thermage（热酷紧肤）就可以年轻一辈子呢？抱有这样想法的人实在是太多了，只要仔细想想，你自己也会觉得这太不现实了。

我们的皮肤是在不断变化的，衰老是不可逆转的，我们能做的只是延缓衰老。所有的抗衰老治疗都只是帮你延缓衰老的步伐，而不是让时光停止甚至倒流，Thermage（热酷紧肤）也不例外。没有一劳永逸的治疗方法，但不等于放弃抵抗，眼睁睁地看着衰老吞噬自己。鼓起勇气主动出击，细心呵护我们的皮肤，一样可以在变老的路上保持美丽的尊严。

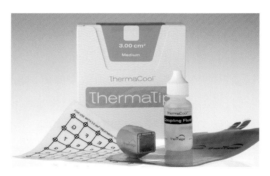

图5-7　Thermage（热酷紧肤）专用耦合剂、打格纸和治疗头

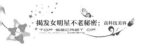

New Era of True Beauty: Being Myself!

三、美丽革命——
我也是大明星！

🍃 让面部更精致

适用范围： 全脸皮肤松弛	**疗程建议：** 1～2年1次
治疗时间： 100～200分钟	**恢复时间：** 无
疼痛指数： ★★★☆☆	**维持时效：** 1～3年
安全系数： ★★★½☆	**费用预估：** ￥30000～50000

　　即使最豁达的女人，能把皱纹当做岁月的礼物，但相信皮肤松弛，绝对是任何女人解不开的心结、挥不去的噩梦。不必依靠电脑模拟影像，也不必去想象自己60岁后的光景，只要坐在椅子上，拿一面镜子，将它放在双膝，再低头往镜中看——脸部松弛、下垂，如断掉的弹簧，失去了紧致和弹性。这张充满了老化痕迹的脸，正是皮肤与地心引力抗衡的结果。

Thermage（热酷紧肤）全脸治疗完全不会被人察觉

　　林小姐来拜访我的那天，脸上戴着一副大大的墨镜，显得非常神秘。原来她是一个电视节目主持人。林小姐开口就诉苦："现在娱乐圈年轻一代的新人层出不穷，压力很大，除了充实自己的内在，外表也不能忽略。但岁月不饶人啊，你看，我的法令纹开始有些深了；不知道怎么回事，这段时间好像还出现了双下巴，上镜后非常明显……"

　　我很理解林小姐的焦灼心情，保持美丽的形象，这对天天面对公众的她来说尤为重要。仔细检查了她的面部情况，发现她眼皮有一点松弛，但还没到需要手术的地步；整个面颊部略有下垂，导致下颌线不够清晰。我建议林小姐使用全面部 Thermage（热酷紧肤）。她没有耐心听我讲热酷紧肤的原理，只想知道效果如何，最好是立竿见影的，而且不要被别人看出做过治疗。

　　我告诉她，做 Thermage（热酷紧肤）只需要一次就可以了，治疗的效果很自然，不会有开刀拉皮后产生的皮肤紧绷、表情不自然的状况，更不会有伤疤，完全不会被人察觉。除了刚做完有点泛红，皮肤

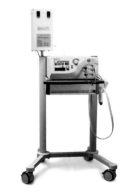

图5-8　Thermage（热酷紧肤）TC

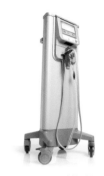

图5-9　Thermage（热酷紧肤）NXT

基本没有不舒服的地方，可以照常上班，许多参加"逆时光飞行之抗衰老美容一日游"的顾客，就是冲着 Thermage（热酷紧肤）的这一特点才远道而来。但是，在效果方面则需要一些耐心。因为 Thermage（热酷紧肤）是通过刺激皮肤的胶原组织，使其增生来达到皮肤紧实的，所以它的效果分为两个阶段：一是完成治疗后，即时会有明显的紧致变化；二是在治疗后，胶原蛋白经过 2 ~ 6 个月的增生，皮肤状态会渐渐达到峰值。而这种效果，在黄种人身上一般可以保持 1 ~ 3 年。

脸上有些热，刺痛感并不强烈

林小姐在设备的选择上可不马虎，在仔细对比过两台 Thermage（热酷紧肤）设备的微弱差异后，她说："我这人挺怕疼的，治疗过程舒服一些，效果肯定更理想！我选更快捷、疼痛感更弱的新一代设备——Thermage（热酷紧肤）NXT 吧！"

Thermage（热酷紧肤）是一个精准度很高的皮肤医学项目，治疗前需要在面部印上用于定位的格子。卸妆、洁面、涂麻药，再洗净，一切就绪后，我请护士在林小姐的额头、双颊和下巴等地方印上了格子。看着镜子中满脸的格子，林小姐开了个玩笑："我的脸成了布满坐标的地球仪！"

治疗中使用到的治疗头正是 Thermage（热酷紧肤）的专利技术。别看它不起眼，可是一个多功能模块。它可以同时释放出射频和冷喷气，既可以为真皮层加温，又可以防止表皮被烫伤。而且治疗头所包含的治疗次数是固定的，一发表示能量释放一次。当规格限定的发数施打完后，治疗头就不能再释放能量，而是变成一个记忆芯片，里面详细记录了顾客的治疗数据。

开始正式施打，我先将 Thermage（热酷紧肤）系统的能量调低，看林小姐能不能忍受这样的热感，再慢慢地调高能量。林小姐说脸上有些热，刺痛感并不强烈。这种微热的感觉，就是射频产生的热能正在穿透皮肤直达真皮层，在真皮层形成

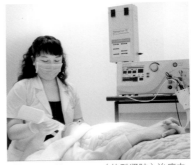

图5-10　Thermage（热酷紧肤）治疗中

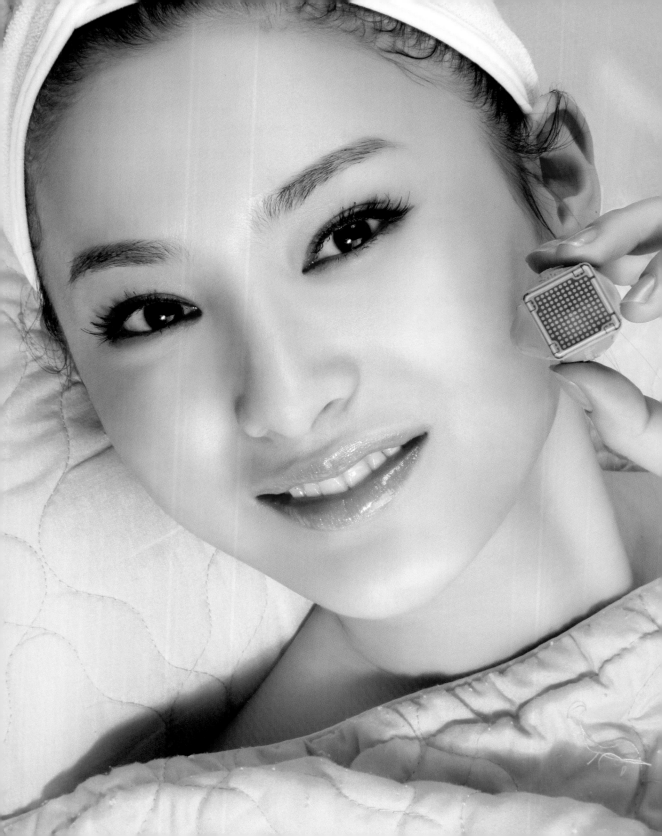

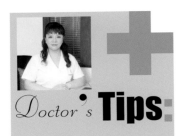

轻微的热损伤，从而刺激胶原蛋白再生。

　　这时，护士在旁边帮我记录施打过的格子，这样我就可以按照标记来施打，不会出现遗漏或是重复的状况，以保证皮肤均衡受热。

　　约 30 分钟后，左脸的治疗能量全部施打完。护士把镜子递给林小姐，她吓了一跳，镜中左脸的法令纹明显变淡，两边的脸看起来竟然大小不同。林小姐催我赶紧做右脸的治疗。1 个小时后，治疗终于完成。护士帮她清洁掉面部的格子，然后搽上镇静保湿乳液。林小姐休息约 15 分钟后，我请医护人员帮她安排好两个月后的复诊，她就可以直接回家了。

把摄影师给搞糊涂了

　　两个月后，复诊时间到了，客服通知林小姐回来看看。林小姐觉得治疗并没有什么问题，效果也非常满意，应该不需要复诊。但为了慎重起见，我还是建议她按时复诊。

　　林小姐依约复诊时，我翻出术前照片看了看，现在她的皮肤紧实多了，眼睛也比较有神。我问她："有没有人觉得你看起来不太一样？"

　　林小姐笑着说："大部分人都说我最近精神比较好，几个好朋友还问我最近换了哪个化妆师，眼妆画得很棒，眼睛变得圆圆亮亮，呵呵。只有摄影师最聪明了！他怀疑我去整形，但又觉得不可能，我们天天一起工作，哪有时间整形？真是把他给搞糊涂了。"

　　我们两人相视而笑。我很好奇，追问林小姐有没有公布"正确答案"。林小姐很得意地说："有啊，后来我就大方承认做了 Thermage（热酷紧肤）。这年头开刀整形的人这么多，做个无创的治疗没什么大不了的嘛！"

　　几个月后，林小姐带着小礼物来看我，我差点儿没认出她来。半年时间不到，热酷紧肤的效果已经全然显现了。

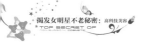

运动不到的地方

适用范围：上臂松弛、腹壁松弛	疗程建议：1～2年1次
治疗时间：100～200分钟	恢复时间：无
疼痛指数：★★★☆☆	维持时效：1～3年
安全系数：★★★★☆	费用预估：￥30000～50000

　　真正的优雅与美丽是体现在细节上的。有些美女看起来并不胖，脸蛋精致，身材也匀称，可惜在胳肢窝处却肥肥大大的，仿佛全身不该有的多余赘肉全都堆积在那里。这就是我们""蝴蝶袖""手臂，它绝对是优雅与美丽的大敌。手臂瘦得像根豆芽当然不好看，但有了"蝴蝶袖"，也使手臂与整个身体的比例显得极不协调。另外，如果腰、腹部的赘肉一圈圈，出现所谓的"游泳圈"，也会让你的形象大打折扣，无缘摇曳的风姿，更别说穿性感的露脐装了。

轻松解决"蝴蝶袖"

　　蝴蝶是美丽的化身，那两双色彩斑斓的翅膀，连人类也羡慕不已。聪明的服装设计师别出心裁，仿照蝴蝶的翅膀设计出了富有法式浪漫意味的"蝴蝶袖"。这种风格的衣服，双袖宽松优美，举手投足间随风飘扬，如同蝴蝶振翅飞舞那样优雅迷人。

　　可是，身上真长了一双"蝴蝶袖"可就不太妙了，因为那是上臂松垮下垂的赘肉。在肱三头肌（上臂后缘）的位置，即上臂内侧腋窝下边，会长有两片赘肉，我们形象地叫它"蝴蝶袖"，也叫"拜拜肉"。这两块肌肉面积大、使用机会少，如果不是特别加强锻炼的话，即使是在天生丽质的瘦美眉身上也会变得软塌塌的，让整个身材显得比较臃肿。

　　许多人用运动的方式来解决这个"蝴蝶袖"的问题。通常的做法是：将左臂向上伸直，右手在肘关节处握住左臂，向左手臂根部不停地用力刮这部分肥厚的脂肪，力度以让肌肉恰好感到轻微酸疼为宜。

　　这个苦兮兮的法子，其实不太受欢迎，也很难收到效果。现在有了Thermage（热酷紧肤），问题就容易解决了。此外，同样的办法也适用于大腿内松弛、橘皮组织等问题。

不运动、不挨饿，告别松垮垮的"游泳圈"

　　除了"蝴蝶袖"，还有一个很难运动到的地方也会堆积脂肪，这个部位就是腰。

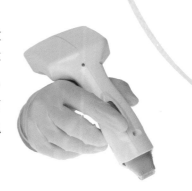

图5-11　Thermage（热酷紧肤）治疗手柄

游泳圈是个好东西，可以让不谙水性的我们抱着它在水里嬉戏玩闹。但当有人指着你的腰，很诧异地说："哗，自备游泳圈！"这可有点令人难堪。腰部像游泳圈，那是腰腹部肌肉松弛、脂肪堆积的后果，意味着你的身形已经严重走样。当体形越来越大，"游泳圈"被撑到了极限，皮肤就开始松弛下垂，耷拉在腰间，很是不雅。这种情况较多发生在欧美白人和年龄较大的肥胖型亚洲人身上。

各种各样节食、运动等减肥方式许多人都尝试过，却改变不了松垮垮的"游泳圈"。其实，腰、腹部肌肉松弛也可以通过 Thermage（热酷紧肤）来解决。不需要运动、不需要挨饿，只需要 1200 发的治疗头就可以轻松摆脱难看的"游泳圈"。

有一点需要注意，Thermage（热酷紧肤）比较适合软绵松散的"游泳圈"。它可以改善这种"游泳圈"松垮下垂的状态，让"游泳圈"变小、变得紧实。但如果是非常结实的"游泳圈"，采用 Thermage（热酷紧肤）治疗的话，效果不会太理想。所以，治疗一定要"对症下药"，否则只会浪费钱财。

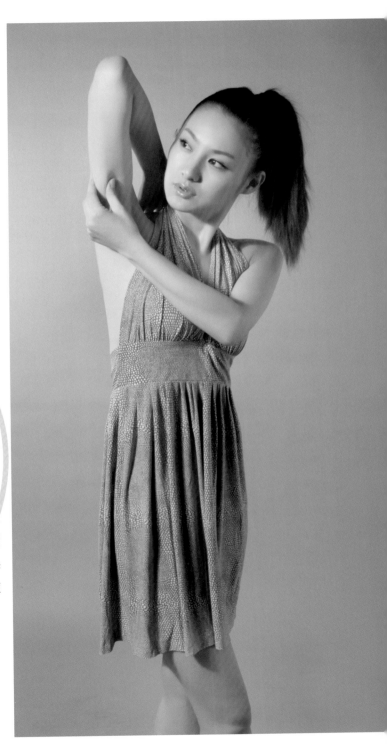

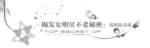
衰老无处不在

适用范围：颈部或眼部皮肤松弛	疗程建议：1～2年1次
治疗时间：100～200分钟	恢复时间：无
疼痛指数：★★★☆☆	维持时效：1～3年
安全系数：★★★★⯪	费用预估：￥30000～50000

　　"岁月不饶人"，这话真实残酷得让人心碎。随着年龄的增加，皮肤松弛是必然事件，这让人既难以接受又无法抵抗。首当其冲的是眼周皮肤，眼皮是全身最薄的皮肤，大约只有0.4毫米，所以弹性最快减弱。上眼皮一松弛，眼睛就容易变成"眯缝眼"、"三角眼"、"八字眼"。另外，不少大美女依然面容姣好、体态轻盈，但松弛、下垂的颈部却让人看起来有点儿胖，而且显得比实际年龄大5岁！怎么办，总不能为了掩饰这些问题天天戴墨镜或者穿高领衣服吧？

眼周皮肤最先松弛

　　我们的眼皮这么柔软、纤细，富有弹性，所以我们才能轻松自如地眨眼睛。可是，眼睛的眨动频繁，运动量如此大，眼皮就成了最先松弛的部位。下眼皮衰老容易形成眼袋，而上眼皮松弛则会导致眼皮下垂。

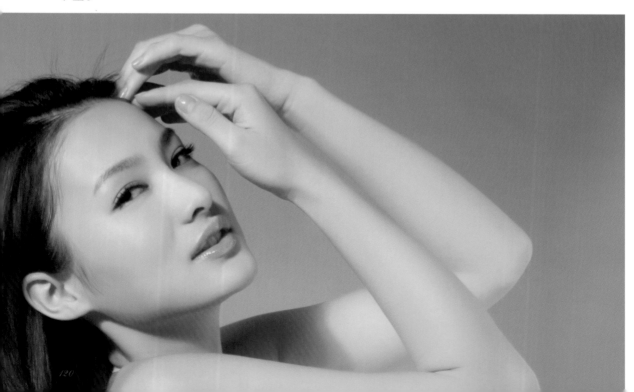

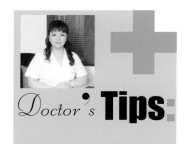

　　上眼皮耷拉下垂后，如果不去护理的话只会日渐加深，遮挡住眼睛的光华，让人的老态一览无遗。虽然可以通过手术去掉眼睛上眼皮松弛的部分，可是，这样不仅要流血，还会留下一个比较明显的切口痕迹。而通常上眼皮的松弛程度到了需要动手术，也是在35岁以后，这样的年龄做完手术恢复很慢，会给人的感觉不自然。所以，更多人愿意选择Thermage（热酷紧肤）或雷激光来紧实眼皮。

　　抚平眼皮的治疗，需要用到Thermage（热酷紧肤）专用的眼睑板，把它放在眼皮与眼球之间保护眼睛；然后才可以开始治疗，半个多小时就能完成。眼皮松弛通常伴有鱼尾纹、泪沟这样的问题，同样可以像颈纹一样联合PRP、玻尿酸或者点阵激光等来整体治疗。

颈部保养是一种美容品位

　　已经说过，许多人习惯了细心呵护脸部，却忽视了对颈部的保养，这对我们辛苦的脖子真是太不公平了。脖子每天都要抵抗地心引力来承载我们整个头部的重量，加上还要转动、低头、抬头，不时地受到拉扯，所以颈部皮肤衰老的速度比脸上的要快一倍！如果你属于很少运动的人，又或者热衷减肥，忽胖忽瘦的，那么颈部皮肤松弛一定在所难免。相对于身体的其他部位，颈部还有一个劣势，就是脂肪较少。随着年纪增长，体内的胶原蛋白流失，缺少脂肪的颈部就会很快失去皮肤的弹性，松弛、皱纹就像噩梦一样挥之不去了。

　　有人说过，颈部的状况可以看出一个人的美容品位。这话一点儿不假，所以不要等到颈部挂满了松弛的皱褶才后悔，我们的颈部也应该像脸部那样纳入日常美容保养的范围。有了Thermage（热酷紧肤），就可以随时解决颈部皮肤的松弛问题。

　　紧实颈部皮肤的方法和紧实其他部位差别不大，一般需要用到200～400发的治疗头。Thermage（热酷紧肤）可以很好地改善颈部的下垂和松弛，但你会发现，颈部的纹路似乎没有完全消失。不用担心，去除皱纹并不是Thermage（热酷紧肤）的强项，可不要忘记前面我们所说的玻尿酸、肉毒杆菌素和PRP哦！几项技术综合起来治疗，颈部皮肤就会恢复原有的丰润和弹性。

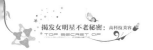

Treatment Steps Outline

四、美丽体验

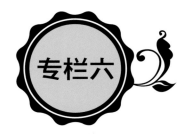

专栏六

图解Thermage（热酷紧肤）步骤

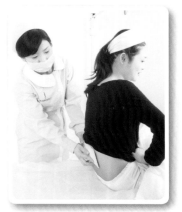

01 为顾客面部清洁并涂上麻药后，护士帮顾客贴好背后的电极板。

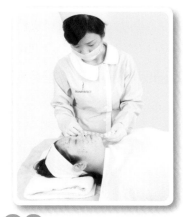

02 帮顾客在脸上打上格子。

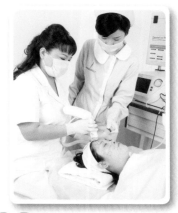

03 护士在格子处涂抹上耦合剂，医生在此处施打能量。

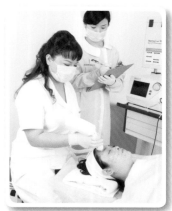

04 护士拿记录板记录医生施打顺序，并提醒医生。

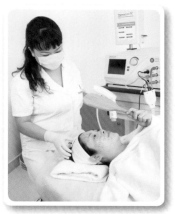

05 打了半边脸后，递给顾客镜子，让顾客看两边脸的对比效果。

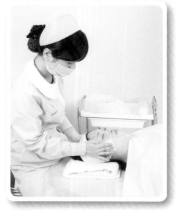

06 治疗完毕，帮顾客清洁面部的格子。

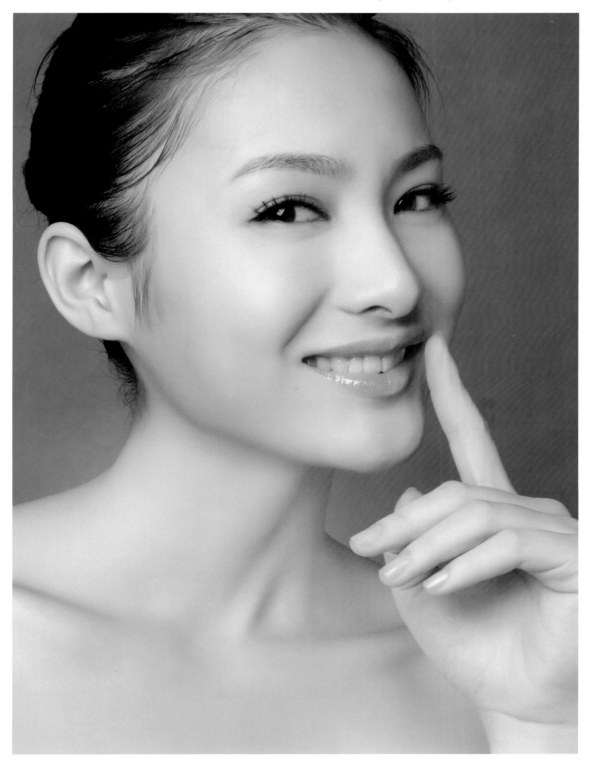

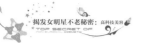

Thermage Q&A

五、有关Thermage（热酷紧肤）的问与答

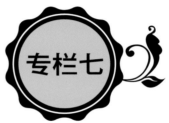
专栏七

问：**多少岁的人可以接受Thermage（热酷紧肤）的治疗呢？**

答：是否需要接受Thermage（热酷紧肤）的治疗，主要是看个人的皮肤情况是否需要接受紧肤治疗，不是看年龄。

    1. 适合接受 Thermage（热酷紧肤）的人群：

        （1）皮肤有松弛、下垂、皱纹的人都可以接受这项治疗。皮肤松弛包括早期眼周部位出现的皱纹、眼袋、眼皮下垂、眉形变成一字眉或八字眉，脸颊出现法令纹或双下巴；

        （2）不想开刀、体质不适合手术拉皮的皮肤松弛老化顾客；

        （3）没出现松弛但已经开始预防和延缓衰老的美容先知者。

    2. Thermage（热酷紧肤）的禁忌人群：

      孕妇、癫痫病患者、患有免疫疾病或配置心率调节器患者不适合做此项治疗。

问：**现在大街小巷的美容机构都有电波拉皮，我该信哪一个呢？**

答：电波拉皮是一个宣传的名称而已，实际上同样被称为电波拉皮的设备，疗效上是存在着很大差别的。根据咨询人员提供的治疗次数，基本上可以判断出来他讲的电波拉皮是医疗版的还是养护版的。通常医疗版的电波拉皮是一次治疗即可达到疗效，半年之内是不可以重复治疗第二次的。而多数养护版的电波拉皮需要数次的治疗，每次的治疗间隔是1～2周不等，短时间内可以重复治疗多次。医疗版的电波拉皮在疗效上和维持的时间上当然都远远高于养护版的。

问：**为什么Thermage（热酷紧肤）一次就可以达到治疗效果，而其他的设备都是6～10次呢？**

答：这是因为Thermage（热酷紧肤）独有的CRF专利技术，确保了强大射频能量精准地作用于真皮纤维层，真正使纤维层达到热损伤，从而刺激胶原的新生。如果达不到热损伤的状态，其实起到的只是保健作用而已，做完治疗时或者之后几天内可以看到提升的效果，而过后就难免会抱怨疗效欠佳。

问：Thermage（热酷紧肤）做完后会不会当时效果不错，但是过后效果更差呢？

答：不会的，Thermage（热酷紧肤）是通过刺激我们自身胶原蛋白增生来达到紧肤的效果，我们皮肤的自我新陈代谢是不会停止的，Thermage（热酷紧肤）的效果主要有两个阶段：

1. 治疗完后即时可见紧致效果；

2. 治疗完后 2 ~ 6 个月会渐渐达到最好的紧致效果，并且维持下去。

问：Thermage（热酷紧肤）的治疗效果可以维持多久？我该怎样一直保持下去呢？

答：根据治疗部位的不同，通常亚洲人接受一次Thermage（热酷紧肤）的治疗，可以维持2 ~ 3年的时间，欧美人可以维持3 ~ 5年。如果想要效果长久，可以定期施打，也可以联合PRP或者点阵激光的治疗。

问：在塑形方面，溶脂针和Thermage（热酷紧肤）有什么区别呢？

答：首先，它们在作用原理上是不一样的。溶脂针是通过注射可以消耗脂肪的药剂来达到局部塑形的效果，属于化学作用，Thermage（热酷紧肤）是通过射频能量的物理作用来加速脂肪代谢。其次，它们在应用上也有所差异，溶脂针主要用于靠运动等普通减肥方法无法改善的局部脂肪堆积，如副乳、大腿内侧、双下巴等，而Thermage（热酷紧肤）主要用于较大面积的身体塑形，如腰部、大腿、臀部等，同时还能有收紧肌肤、改善肤质的作用。在临床上，二者结合使用，能达到更好的溶脂塑形效果。

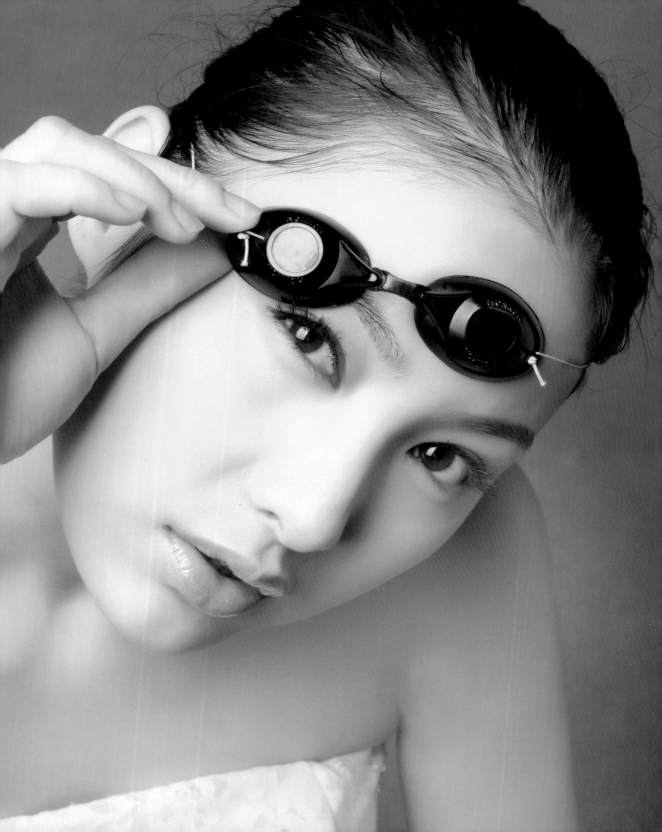

Chapter 06

Laser Treatment:
Easy Way to Rejuvenation

光疗嫩肤：
美得懒洋洋

- 复合冷光——一个午睡后的惊喜
- 黑脸娃娃——明星的魔法棒
- 动力红光——胆小又何妨

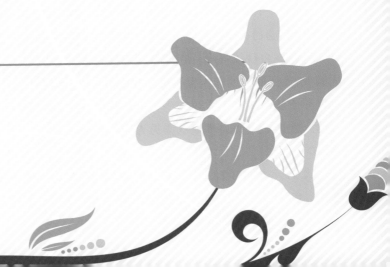

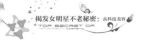

Beauty Guideline

一、美丽**前线**

懒女人也可以享受美丽

世界上只有两种人：男人和女人。

人类经历性别洗牌后，又被重新分类：美人和丑人。

美容行业大放异彩的时候，世界就剩下两种人：美人和懒人。

但在医疗科技进步的今天，聪明的懒人也美得懒洋洋。只要有心，这个世界就只剩下了一种人：美人。

谈到懒惰，我想这无可厚非，没有人会愿意太勤快，去过分地折腾自己。爱美的人也有各种各样，并不是每个人都能不厌其烦地天天给自己深层清理、按摩、敷面膜的。我想，真正意义上的懒人，应该是那种连基础护理都不愿意动手的人。

能坐在我办公室的，都不会是懒人。不管选择做什么项目，对她们来说，能走到这里，就已经做到不厌其烦了。而且，她们还是聪明人，懂得令自己快捷方便地"美"起来。

人重复地去光顾一个地点，不一定是有什么具体的事情，很多时候它是一种仪式、一种心理暗示。就像基督教徒定期去教堂，佛教徒初一或十五拜佛一样，定期来我这里的人，也是一种习惯。她们用这种方式不时地提醒自己，要善待自己、善待容颜，这样才不会被岁月侵蚀。

我应该为科技喝彩。它不仅在改变世界，提供方便，将人类变成懒人，还让聪明的懒人也有机会变成美人。这不仅对女人是个福音，对保养皮肤向来都不太耐烦的男人们来说，更是一个新生活体验的开始。就这么轻而易举地从懒男人变成美男子，相信男人们一定会接受的。

从 30 岁左右开始，人体自身的新陈代谢能力逐渐下降，皮肤的弹性、色泽和细腻程度也随之出现衰退迹象；另外，长期的紫外线辐射等外部环境因素所造成的皮肤光老化也会在这个时期显现出来，并随着年龄的增大而越发明显。

现在最简便的方法，就是采用光疗嫩肤来解决这个问题。光疗，正是一种让人懒洋洋地享受到美的科技，一扫而过，一气呵成，从此不用太烦琐的保养，懒人也可以享受美丽……

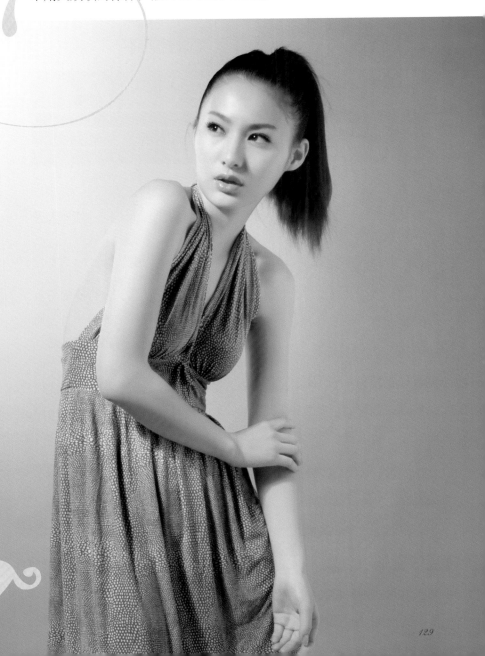

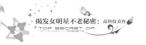

New Era of True Beauty: Being Myself!

二、美丽革命——
我也是大明星！

🌸 复合冷光——一个午睡后的惊喜

适用范围：	肤色暗黄、干纹、痘印、浅层色斑、皮肤粗糙	疗程建议：5～6次
治疗时间：45分钟		恢复时间：0～7天
疼痛指数：★☆☆☆☆		维持时效：2～3年
安全系数：★★★★☆		费用预估：¥500～1500/次

人们喜爱做梦，梦见自己一觉醒来，色斑、红血丝、皱纹都消失了，变成了床头海报上的画中人……这听起来像童话，是睡美人的故事。那有没有什么神奇的科技，能让人一觉醒来，就变成了童话中的睡美人？有，它叫复合冷光。

复合冷光就像是一个全能大夫

许多人一听复合冷光，就联想到复合彩光。其实，复合冷光不等同于复合彩光。复合彩光是联合几种不同波段的彩光的操作平台，而复合冷光还在它的基础上整合了射频RF。因此复合冷光除了有复合彩光的所有功能外，还有更强的紧肤和收缩毛孔的功能。另外，它优异的同步冷却装置，能有效地保护表皮不受伤害，使治疗过程更安全。

不夸张地说，复合冷光是集安全性、疗效性、适应性全方位出色的美肤操作平台，能显著地收缩毛孔，去除色斑，改善毛细血管扩张，去除老年斑、雀斑，治疗痤疮，去除细纹，紧肤，去黄气和淡化痘印等。在专业医生的操作下，它可让你的皮肤迅速变得光滑细腻、娇嫩而有弹性。

听起来神奇吧？换个说法，做复合冷光就相当于给皮肤吃一顿营养丰富的自助餐。我们吃自助餐时，想吃什么口味的就选择不同的食物。不同波长的光适合不同的皮肤问题，想解决不同层面的皮肤问题，我们就可以有针对性地选择复合冷光不同的波长来治疗。总之，复合

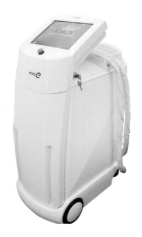

图6-1 复合冷光

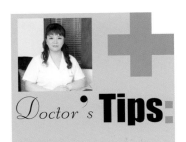

Doctor's **Tips**

许多人担心复合冷光做多了会让皮肤变薄。它不仅不会让皮肤变薄，还可以增厚真皮层。因为光和射频可以刺激真皮层的胶原增生，增加皮肤的弹性。

光疗也不会让皮肤产生依赖性，完成一个疗程后不想再继续保养疗程，也是没有任何问题的。当然，由于皮肤有自然的老化趋势，所以建议进行长期的保养，这样相比同龄人，会显得更年轻、漂亮。

冷光就像是一个全能大夫，能够改善各种不同的皮肤问题。更值得称赞的是，做复合冷光只需要在饭后午休那么一段小憩的时间，而且每次治疗后可以立即恢复正常生活和工作。

复合冷光既不痛又不需要很长的恢复期

袁敏的五官和脸形都无可挑剔，可是脸上布满了芝麻似的小雀斑，再加上暗黄的底色，无疑使她的美丽大打折扣。每天上班，袁敏都要涂厚厚的粉底来掩盖脸上的瑕疵。她特别羡慕那些肌肤白皙水嫩的女孩子，素面朝天也那么好看。

略施粉黛就光彩照人，不用涂夸张的粉底就可以在镜子前看到自己的美丽，相信这是每一个女孩子的愿望。袁敏四处打听，看有没有法子去掉脸上的小雀斑，最好连肤色也变白。有人说激光治疗不错，就是涂了麻药仍然很疼，听到这点袁敏心里就开始迟疑。了解到每次做完激光治疗后需要在家休养一段时间，完全不能晒太阳，皮肤还可能会变薄，要非常细心地呵护才行，袁敏完全没有了兴趣。

后来，袁敏从朋友那里听说了我们，打来了电话预约就诊。第一次见面，她就很担心地问做完治疗会不会耽误明天上班。我给她推荐复合冷光，既不痛又没有恢复期，最适合袁敏的要求了。

听完我的介绍，袁敏很满意，可她还有最后一个顾忌："这复合冷光的仪器是不是国外进口的？"接诊这么多年，我接触过的顾客有六成以上都会询问这个问题。她们很关心仪器的产地，只认可国外的产品。

其实，像冷光（也称为强脉冲光或者光子）这些技术用到的设备，国内制造的与国外的相比已经没有什么区别，国外许多皮肤医学机构都在用我们国产的设备。

治疗人员的技术水平决定光疗效果

无论是哪里的设备，对光疗的效果都不会起决定性作用，关键因素是治疗方案的制订和治疗人员的技术水平。也就是说，医生是否有能力根据你的皮肤问题，制订适合你的治疗参数和疗程方案，并且恰到好处地实施治疗。

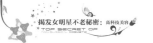

听完我的解释，袁敏打消了疑虑，欣然地接受了我的建议。

护士先帮袁敏清洁了脸部皮肤，再给她戴上防护镜，接着在她脸上涂抹冷凝胶。一切准备就绪，我用比较小的能量在下颌部位试了一下，听袁敏说不痛，便有次序地在她脸上轻柔地释放脉冲光。袁敏看起来有些害怕，这是她第一次做光疗，不过相信除了感觉到一点儿微弱的灼热感，她应该再无其他不适。

很快做完一次冷光治疗，袁敏迫不及待地照镜子，说："啊！斑怎么还在啊？好像还多了呀！"

我告诉她治疗要 7 天后才会逐渐看到效果，她半信半疑地点点头。

一周后，接到袁敏的电话："李医生，我脸上的斑都掉了哎！脸也滑嫩了，擦上薄薄的粉底后，几乎看不见瑕疵了。没有想到复合冷光疗效这么好！"我笑了起来，说："你脸上的问题，再治疗四五次后，效果会更好。"有了复合冷光，袁敏终于如愿以偿地成为一个素颜小美女。

黑脸娃娃——明星的魔法棒

适用范围：	毛孔粗大、黑头、皮肤油腻、肤色暗沉	疗程建议：	3～5次
治疗时间：	60～90分钟	恢复时间：	0～7天
疼痛指数：	★☆☆☆☆	维持时效：	2～3年
安全系数：	★★★★☆	费用预估：	￥2000～3000/次

　　大S徐熙媛深受都市职业女性的欢迎，她白皙无瑕的肌肤也让粉丝们美慕不已。大S《美容大王2——揭发女明星》一书中自曝采用"黑脸娃娃"美肤，引得无数都市职业女性为之疯狂。我从来没有想过，这么一个小小的项目能让明星如此另眼相看。直到有一天，知名电视女主持人萱萱来到我面前，要求做黑脸娃娃，我才知道这个项目有多么受重视。

别乱动，不用怕

　　屏幕上的明星，人前风光，人后艰辛，天天不停地化妆、卸妆，对皮肤是最大的伤害。坐在我面前的萱萱，清丽淡雅，但她却抱怨自己的皮肤越来越差了。萱萱还有个苦恼，就是她的皮肤属于敏感类型，不敢轻易尝试任何美容项目。听说"黑脸娃娃"这个奇特的名字后，被朋友一怂恿，她也忍不住来找我试试，看看是不是那么神奇，能让自己的皮肤变得白里透红。

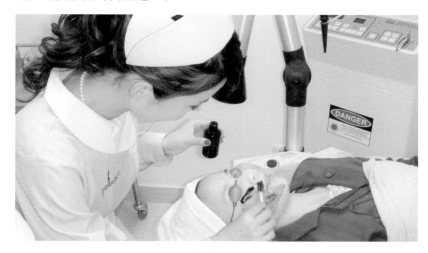

图6-2　萱萱客串护士，为顾客涂碳粉

　　我仔细给这位美女主持的皮肤作了诊断。萱萱脸形漂亮、五官精致，是一个容貌、气质都上佳的大美女。但作为一个主持人，工作强

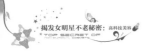

度大，需要熬夜，难免有肤色暗沉、毛孔粗大和黑头等小问题。另外，可能以前长痘痘时没护理好，脸上留下了些许痘印。她这样的情况，又是敏感肤质，倒是非常适合做黑脸娃娃。

我用冷光快速将她脸部的皮肤扫描一遍，这并不会痛，只是使皮肤有点温热。看到萱萱困惑的神情，我向她解释，冷光本身可以改善我们的肤质，用在黑脸娃娃治疗中，可以起到预热皮肤的作用，令碳粉跟肌肤杂质更好地结合。

我知道萱萱肯定又会奇怪什么是碳粉，就请助手给她脸上敷上一层黑黝黝的东西。这看起来像拔黑头的面膜，叫油性碳粉。碳粉涂匀后，我用激光对准碳粉扫过，听得一阵阵"噗噗噗"的声响。都怪我没有事先提醒，吓得萱萱抽动了一下，逗得大家笑了。我轻轻按住她："别担心，是碳粉被弹走了，不会有事的。"声音响得有点吓人，但一点也不痛，至多就像橡皮筋轻轻弹在脸上，这也是为什么做"黑脸娃娃"不用涂麻药的原因。

激光逐行扫过萱萱的脸部，脸上小烟花四溅，脸上的黑色碳粉纷飞不见了，但她应该感觉不到特别大的疼痛感。整个治疗完成后，护士递给萱萱镜子。镜中的萱萱看起来皮肤白皙了许多，原先稍为粗大的毛孔变细了，黑头也淡化了不少。我看着乐不可支的萱萱说："再来几次，那些小疤印也会消失的。"

看来"黑脸娃娃"是有过人之处，怪不得大S会这样极力推荐，也怪不得越来越多的女孩子会鼓起勇气来尝试。

"黑脸娃娃"的真正秘密

我们都有追求美的权利，但最好也要有探索美丽秘密的好奇心。为什么"黑脸娃娃"功效不凡呢？我们来简单地梳理一下。

从萱萱做"黑脸娃娃"的过程可以知道，要先在面部涂一层碳粉颗粒，涂完后就像是黑脸人一样，这就是为什么被称为"黑脸"的缘故。这些碳粉非常细小，会潜伏在皮肤的毛孔口，吸附住杂质。

Q开关激光是去色斑痘印、胎记文身方面的"专家"，用于黑脸娃娃就被称为柔肤镭射，当用这个激光照射时，碳粉吸收大量的热能产生爆破。碳粉在爆破的同时，会带走皮肤上的——黑头、白头、粉刺、油污、皮脂和皮肤的一些外来杂质。另外，碳粉爆破释放出来的热能会刺激毛孔，使其受热收缩，并且使皮肤增生新的胶原蛋白，粗大的毛孔就变小了。用手一摸，这样的皮肤如新生婴儿般清爽、光滑，细腻而白净，这就不难理解为什么会叫"娃娃"了。

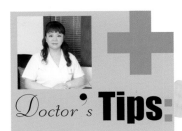

Doctor's Tips:

1. 接受黑脸娃娃治疗后皮肤会出现短时间轻微泛红，需要加强补水、保湿、防晒等基础护理。

2. 黑脸娃娃治疗后，应尽量避免阳光直接照射；外出时建议使用 SPF30 ~ 50 防晒霜，或选用遮阳帽、遮阳伞进行物理防晒。

3. 治疗后一周内，不使用含果酸、A 酸、水杨酸、去角质、高浓维生素 C、酒精等刺激性成分的护肤品。

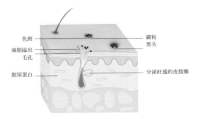

图6-3　碳粉潜伏在皮肤的毛孔口，吸附住杂质

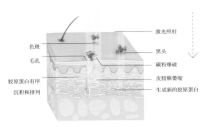

图6-4　激光照射，碳粉爆破，带走杂质

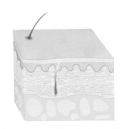

图6-5　毛孔受热收缩，变得细小；皮肤增生新的胶原蛋白

我们现在做的"黑脸娃娃"是升级版，同时联合冷光 RF 技术和柔肤镭射技术，可以一次见效。升级版黑脸娃娃不仅仅具有强力收缩毛孔的功效，更兼具了刺激肌肤胶原增生、美白紧致、祛斑的性能。另外，同步的 4 次高效药妆养护，可在光疗后及时补充肌肤所需营养，让疗效更趋于完美。

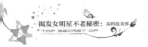

动力红光——胆小又何妨

适用范围：皮肤暗哑、干燥、细纹	疗程建议：10次（可做长期保养）
治疗时间：60分钟	恢复时间：无
疼痛指数：☆☆☆☆☆	维持时效：半年左右
安全系数：★★★★★	费用预估：￥200～500/次

　　见过爱美的，可真没见过爱美如命又胆小的。杨小姐就是这一类型的稀有"动物"，看见什么美容仪器都想试一试，想把自己变得更美。可是一听说稍微有点痛，她马上就打退堂鼓，说什么也不肯做。杨小姐的皮肤问题主要是肤色不够均匀、皮肤细致度一般，再加上她害怕有任何一点痛感的治疗，我就推荐给她做一套光保养——动力红光。红光是一种非常温和的光，利用它温和的特性进行光保养是再适合不过了。

一点儿感觉都没有的动力红光

　　动力红光是用固定的二极管低能量光线（633nm红光）取代激光光源，来舒张与强化微血管，以达到促进血液循环、增加活氧与加速排毒的效果。它可以抗炎、抑制皮脂分泌及使亢进的皮脂腺萎缩，刺激纤维母细胞，强化胶原蛋白结构，以增生表皮组织，因此也具有抗老化的效果。

　　听了我的介绍，杨小姐对动力红光又心动了，可还是照例追问一句："会不会痛的？"看她那忐忑的样子，我和护士耐心跟她解释。做动力红光非常轻松简单，把眼睛保护好之后就直接照射，连脉冲光那种热热的感觉都不会有。像杨小姐这样连做脉冲光都会觉得害怕的人，动力红光就是最佳选择了。

　　当杨小姐躺在治疗床上的时候，她还是有些不安。护士给她洗了脸，进行了10分钟左右的药妆精华导入，再帮她戴上护目镜，准备工作就算是完成了。我告诉杨小姐，治疗就要开始了，不用担心的。然后开启机器，用红光照射在她的面颈部。

　　进行了5分钟，杨小姐躺在床上有点睡意了，疑惑地问："怎么还没有开始啊？"我告诉她，早就开始做了，还有15分钟就结束。她很吃惊："啊！我怎么一点儿都没有感觉到啊！"

　　从此以后，杨小姐每周来做一次这种红光养护，这也是她唯一不会感到害怕的高科技美容项目。

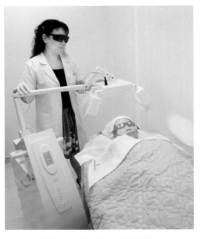

图6-6　开始动力红光治疗

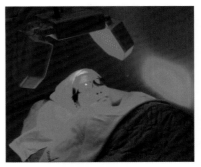

图6-7　红光治疗进行中

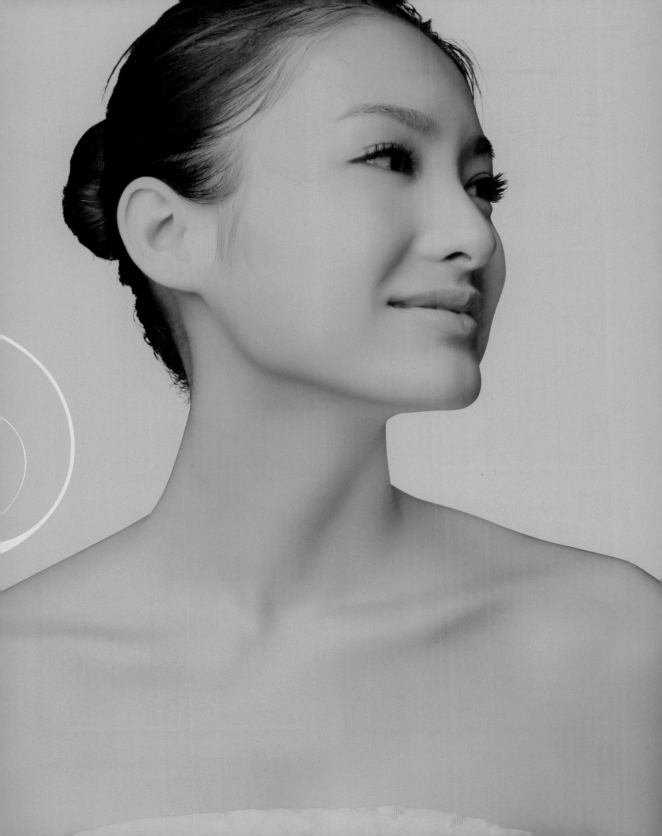

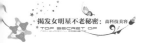

Treatment Steps Outline

三、美丽**体验**

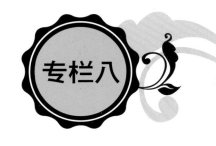

专栏八

图解黑脸娃娃步骤

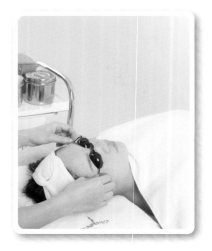

01 清洁顾客的面部后，再遮盖好眼睛。

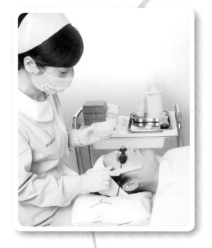

02 护士在顾客面部涂抹上凝胶。

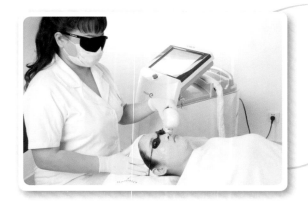

03 医生做冷光治疗。

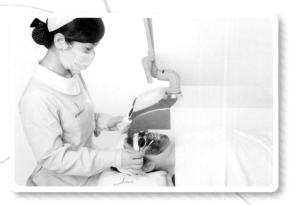

04 擦掉凝胶后，护士在顾客面部均匀地涂抹黑色碳粉。

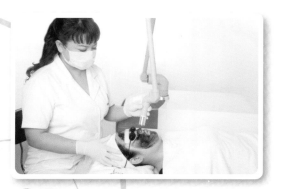

05 医生使用柔肤镭射帮顾客进行治疗。

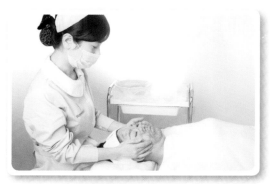

06 治疗过的部位碳粉爆破消失，助手清洁顾客面部残留的少许碳粉。

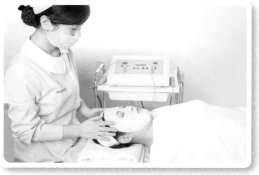

07 护士给顾客敷上冰膜。

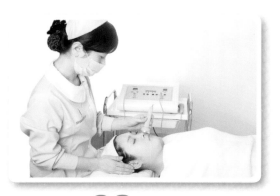

08 再给顾客导入精华液。

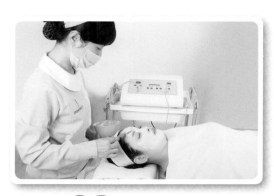

09 最后帮顾客敷上舒缓面膜。

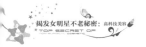
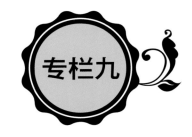

专栏九

Laser Treatment Q&A

四、有关光疗嫩肤的**问与答**

问：复合冷光和冷光有什么区别呢？

答：冷光是单一波长的能量，而复合冷光则结合了三种不同波长的能量。这三种不同波长的能量可分别作用于皮肤的浅、中、深三层，作用更全面，在除皱、紧肤方面效果更明显。

问：做完复合冷光后会不会不能见阳光啊？

答：做完复合冷光后是可以正常接触阳光的。一般来说，无论是否进行了光疗嫩肤，都需要注意皮肤的防晒，但是并非不能见阳光，所以不需要太过担心和紧张。再者，对于本身就有色斑的人，无论治疗与否均不建议长时间无保护地在日光下暴晒。

问：因为之前用过很多祛斑霜让我的皮肤变得很薄，这样的情况能做复合冷光吗？

答：不少祛斑霜都含有或多或少剥脱类的物质或者激素，这些成分容易破坏肌肤屏障，经常使用可能会产生皮肤角质层变薄、红血丝、怕光、长毛等问题；部分产品长期使用还可能导致激素依赖性皮炎，表现为皮肤变得极度敏感、皱纹增多、加速衰老，所以祛斑霜的使用一定要慎重。复合冷光是选择性光热吸收原理淡化黑色素的，属于物理性的治疗，正确应用不会伤害到皮肤屏障，而且在祛斑的同时还可以增加皮肤弹性，让皮肤更加健康和美丽。

问：升级版黑脸娃娃也可以祛斑吗？

答：升级版的黑脸娃娃是一个整合性的美容套餐，不仅可以美白靓肤、紧致肌肤、祛黄祛黑、抗衰嫩肤、增加皮肤弹性和光泽，还可以淡化斑点。但斑点的种类很多，直接使用平帽式的色素管理激光会更有针对性，它更温和，对细胞色素代谢干扰更小。另外，实际治疗中还需要医生为你设计适合斑点类别和皮肤类型的治疗方案。

问：如果做一个疗程的黑脸娃娃后不继续做了，皮肤会变得更差吗？

答：黑脸娃娃是一种纯物理性的治疗，治疗过程不会添加任何化学成分，如果你完成一个疗程后不想再继续，是没有任何问题的，皮肤会进入它的自然老化过程，而不会更糟糕。当然，由于皮肤有自然老化的趋势，所以我们还是建议进行长期的保养，这样和同龄人的皮肤相比，你会显得更为年轻。

问：我知道动力红光是养护光，但是长期接受动力红光的治疗会不会伤害皮肤呢？

答：不会的。动力红光也是纯物理性质的治疗，是很好的光保养方式，长期做这个治疗对皮肤是没有危害的。但是，切记不要以为做了动力红光就不需要任何其他保养了，平日里还是要多注意补水和防晒这些基础的保养程序。

问：动力红光可以用来去痘吗？

答：去除炎症型青春痘主要还是使用动力蓝光。动力蓝光是以LED为光源的窄谱可见光，能够触发身体机能把光子能量转化成为细胞能量，杀灭痤疮内的痤疮杆菌，从而迅速消除痤疮脓包、红疹，起到抗炎作用。对于非常严重的炎症型痤疮，临床上有结合动力红光和动力蓝光的使用方法，具体需要看个体的情况。

问：男士可以做光疗嫩肤吗？

答：当然可以，追求美丽是人类的天性，健康靓丽的肌肤是不分男女的。光疗嫩肤针对的是各种皮肤问题，和性别差异是没有关系的；而且，由于受到激素的影响，多数男性肌肤的质地偏油，容易让人产生不清爽的感觉，而光疗对于调整油脂的分泌、收缩粗大的毛孔也有着保养品不可比拟的优势，所以，光疗也同样是男士美容的新选择。

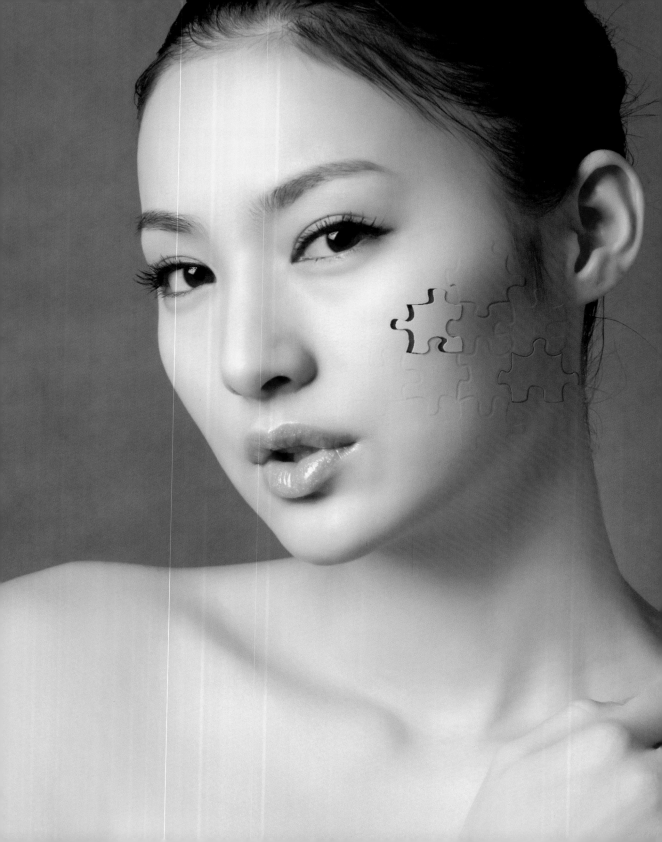

Chapter 07

Fractional Laser:
Skin Rebuilding

点阵激光、飞梭镭射：
走进激光美容新时代

- 胶原培植——拯救"塌方"的肌肤
- 眶周美雕——无创解决眼周皮肤问题
- 抚平痘疤——点阵激光协同作战
- 抢救妊娠纹——靓妈们的福音

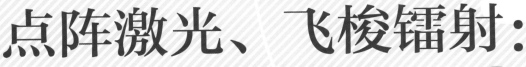
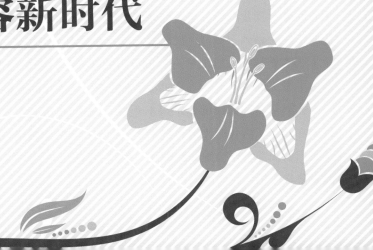

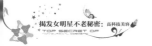

一、美丽**前线**

🌀 最神奇、最激动人心的美丽之光

对于美丽，人们从来没有满足过，总是得寸进尺地不停索要。科学家和医生们为了人们的美丽梦想不懈努力着，一次又一次，划时代的美容技术如长江后浪般滚滚而来，带来足以让人类自己都瞠目口呆的美。激光是人类科技的一个重大发明，被称为"最快的刀"、"最准的尺"、"最亮的光"。当这道奇异的光应用在美容领域，一样那么神奇、那么激动人心，成为"最美丽的光"。

每个人的身上都有或大或小的瑕疵，痘痘、痘疤、色斑、皱纹、妊娠纹，哪一个都是心头无法忍受的痛。对着镜中的缺陷，越看越心烦。每天涂涂抹抹，每周 Facial 按摩，日常的美容功课已经做足，终究不见大的起色。用太厚的粉底来掩盖，只会让化妆失去意义，怎样才能做一个素面朝天的本色美人呢？

自从激光应用于美容领域后，这些困扰便渐渐远离了我们。用激光来处理痘疤、色斑、皱纹，让美容不再烦琐、耗时，让效果变得可以期待。

可以说，激光美容开创了皮肤医学的新纪元，用途也越来越广泛。紧致肌肤、淡化细纹甚至美白牙齿、治疗毛细血管扩张，激光都可以为我们一一做到。不过，初期激光美容在技术上仍然略显粗糙，在效果上仍有不尽如人意的地方。最突出的缺点是，还是会形成小创伤，而为了避免创伤又不敢随意加大激光的能量，治疗的效果很勉强。

人类对美和健康的追求永不止步，"逼"得激光美容技术快速发展。在经历了两代激光美容技术之后，现在点阵激光横空出世，来到了我们的面前。作为继光疗嫩肤、激光去斑后的一次完美创新，点阵激光势必会带领我们进入一个崭新的美容时代。

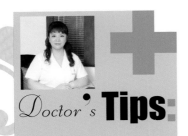
Doctor's Views

二、医生见解

🐌 激光美容史

　　激光美肤是个宽泛的概念，包括强脉冲光、激光、射频和光动力等，它们的有效性、安全性、快捷性，成为人们疯狂追求激光美肤的动力，并因此使得激光美肤业以惊人的速度发展，它们的发展主要经历了三个时代。

　　第一代激光美肤：连续激光。以 CO_2 激光为代表——激光光束连续作用于皮肤组织，在治疗靶目标的同时，对正常组织有一定的损伤，对操作人员的技术水平要求较高。

　　第二代激光美肤：Q 开关激光。在纳秒级的时间内选择性作用于靶组织，从而达到不损伤周围正常组织，破坏靶组织的目的。

　　第一、第二代可算是传统的激光美肤技术。传统的激光照射在皮肤上，呈现出一个非常小的光斑，这些小光斑聚集了极高的能量。皮肤在被激光作用的时候，会受到一定范围内的微小损伤。由于皮肤具有"自我修复机制"，所以被激光微创后的皮肤可自动完成更新过程。可是临床中遇到的一个问题就是：当个别患者治疗面积较大、治疗深度较深、所需求的治疗能量较大时，却不敢贸然地加大能量。因为能量大了之后，皮肤的热损伤深度和热

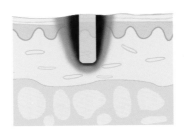

图7-1　传统激光的发射模式示意图

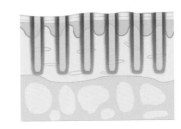

图7-2　点阵激光的发射模式示意图

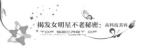

损伤面积都会加大，这样往往会超过皮肤自我愈合的极限，非常有可能会留下色素沉着或者疤痕。

那么，在加深皮肤的受热深度的同时减少皮肤所承受的能量和受损面积，是不是就可以减少皮肤发生色素沉着的概率呢？为此，医生和科研人员做了大量的临床研究和实验，研发出了更为安全、高效的点阵激光。

第三代激光美肤：点阵激光，就是飞梭镭射，也叫打孔激光或分段激光，通过字面意义可以想象到其部分功能——将连续激光光束进行细微的分割，并在不同的时间和空间作用于皮肤组织，从而提高单位组织对激光能量的承受力，达到更好的临床效果。

深入、强效、快速、准确，谁能做到？将历史上第一台皮肤医学激光到目前的点阵激光，一字排开，也许只有点阵激光才敢应战。

点阵激光隆重登场，开创美容新纪元

点阵激光是一种全新的光学美容概念，它安装有图形发生器 (Computer Pattern Generator，简称 CPG)，可将激光排列为多种图形，主要有三角形、正方形、长方形、菱形、圆形和线形，这些矩阵图形中均匀分散着几个到几百个焦斑，每一个焦斑的形成都是一次崭新的发射，以极快的速度施打在这个图形当中。

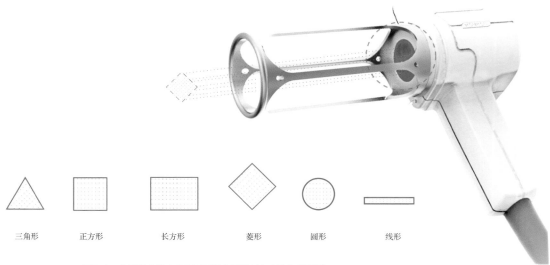

三角形　　　正方形　　　长方形　　　菱形　　　圆形　　　线形

图7-3　点阵激光治疗头和图形发生器发射出来的各种图形

传统的激光是同一束光持续发出，点阵激光却是相当于在极短时间内发射一束新的激光。如果把传统的激光看成是大钉，那么点阵激光就是细小的绣花针。在相同的能量情况下，大钉容易造成一块大面积的损伤，周围的皮肤难于建立有效的愈合连接，导致恢复期长；而小针却可以在同样的面积内，只制造多个必要的微小损伤，让周围正常组织建立起有效的"桥"链接，帮助损伤快速愈合。所以，点阵激光突破了传统激光在能量级别和作用深度上的瓶颈。

点阵激光以调整焦斑数量、焦斑密度，让激光能量得到彻底解放，作用深度更深，疗效更好，同时副作用得到有效控制，安全性大大增强。它改变了激光的发射模式，开创了激光美肤的新纪元。总之，有了图形发生器（CPG），有经验的医生就可以根据治疗部位和病变组织面积形状，选择适合皮肤问题的激光束参数，让点阵激光想怎么治疗就怎么治疗，想治疗哪个点就治疗哪个点，而对周围皮肤的伤害降到最低点。在临床案例中，针对不同的肤质，点阵激光可与其他皮肤医学疗法相结合以达到更完美的疗效！

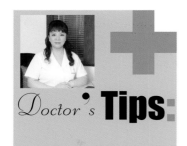

表7-1：常见的三种点阵激光对比表

类型 / 项目	2940nmEr:YAG铒-雅铬像素激光	皮肤重建点阵激光	精算3D点阵激光
作用深度	表皮(0~0.4mm)	表皮+真皮(0~1.0mm)	穿透表皮直达真皮(2mm)
适应症	浅表痘疤、细小皱纹	中重度痘疤、各类疤痕、妊娠纹	皱纹、皮肤松弛、中重度痘疤、妊娠纹
是否结痂	是	是	否
恢复期	3~7天	7~14天	无

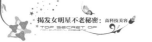

New Era of True Beauty: Being Myself!

三、美丽革命——
我也是大明星！

🐚 胶原培植——拯救"塌方"的肌肤

适用范围：	松弛、细纹、干纹、毛孔粗大、肤质暗沉	疗程建议：	6次
治疗时间：	60分钟	恢复时间：	1～3天
疼痛指数：	★★☆☆☆	维持时效：	2～3年
安全系数：	★★★★☆	费用预估：	¥3000～6000/次（按部位收费）

那句经典的话：女人是水做的。也许可以改成：女人是胶原蛋白做的。因为女人的皮肤里80%是胶原蛋白，它像弹簧一样支撑着皮肤，像水库堤坝一样锁住水分。皮肤的弹性、水润、白皙、光滑，都取决于皮肤中的胶原蛋白含量。毫不夸张地说，胶原蛋白就是女人的"青春存款"，存款越多，就越有青春。

18岁就开始流失胶原蛋白

胶原蛋白（Collagen）是一种生物性高分子物质，它在美容方面的作用是多方面的：

保湿——让皮肤时刻保持湿润、水嫩的状态。

滋养——改善细胞环境和促进新陈代谢，增强血液循环。

亮肤——良好的保水能力使皮肤水润亮泽，散发健康的光彩。

紧肤——增加皮肤紧密度，产生皮肤张力，缩小毛孔，使皮肤紧绷而富有弹性。

防皱——将皮肤细胞撑起，结合保湿和抑制皱纹的作用，共同达到舒展粗纹、淡化细纹的功效。

胶原蛋白的流失是人体衰老最重要的体现。从18岁开始，我们身体中的胶原蛋白就慢慢地流失。太阳光紫外线的暴晒，自由基随着年龄增加在体内的积累，还有女人躲不开的月经、生育，这些都会一点点地"偷"走胶原蛋白。日复一日，年复一年，到40岁时我们体

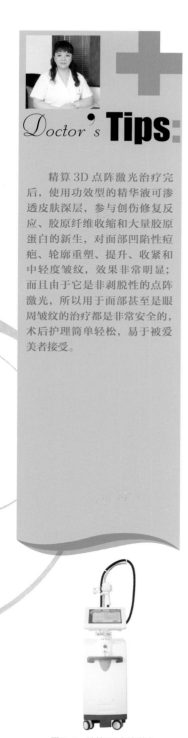

精算 3D 点阵激光治疗完后，使用功效型的精华液可渗透皮肤深层，参与创伤修复反应、胶原纤维收缩和大量胶原蛋白的新生，对面部凹陷性痘疤、轮廓重塑、提升、收紧和中轻度皱纹，效果非常明显；而且由于它是非剥脱性的点阵激光，所以用于面部甚至是眼周皱纹的治疗都是非常安全的，术后护理简单轻松，易于被爱美者接受。

图7-4　精算3D点阵激光

内剩下的胶原蛋白就不足原来的 40%。

大量胶原蛋白的流失，相当于"弹簧"断裂、"水库"决堤，皮肤开始出现"塌方"。这时，皮肤由紧绷变得松弛，细腻变得粗糙，水嫩变得干燥，白皙变得暗沉；皱纹、色斑悄悄地爬上了脸庞，全身松垮，曲线消失……最终成为一个干瘪瘪的人。

抗衰老，从补充胶原蛋白着手

"做水一样的女子"是爱美人士终生追求的美丽梦想，但天天用化妆品，月月做美容，皮肤干燥、皱纹增多、色斑出现等衰老现象仍然不可避免。为什么细心呵护，肌肤问题依然如故呢？这就是因为忽略了胶原蛋白。

胶原蛋白流失的后果，就是导致皮肤"塌方"。在没有修好"塌方"前，单靠涂抹化妆品，无异于在装修塌了的房子。想想看，没有找到根治的方法，又怎么可能找回少女般水嫩的肌肤？

可见，要抗衰老、拯救肌肤、修复美丽，不能只做表面工作，要从胶原蛋白层面下手。

最简单的方法，当然是吃胶原蛋白。中国的美容养颜食谱中，猪蹄、猪皮、鸡脚、鱼翅、燕窝，无一不是富含胶原蛋白的食物。但食物中的胶原蛋白经过消化后，能吸收的极少。按照科学标准，每天人体所需的 4 ~ 5g 的胶原蛋白补充量，相当于要吃 5kg 猪蹄或 10 碗燕窝。猪蹄、肉皮属高胆固醇食品，不仅会引发心脑血管疾病，还会引起身体发胖，一天吃 5 kg 不现实。可是，一天吃 10 碗的燕窝、鱼翅，也有点天方夜谭，不太可能。

用精算 3D 点阵激光来做胶原培植，是让皮肤自己产生新生胶原蛋白的一种激光美容项目。它的激光束能穿透表皮直达到皮肤以下 2mm 左右的真皮层，依赖激光热能的刺激，引发启动皮肤的自我修复机制，产生大量新生胶原蛋白。

由于精算 3D 点阵激光的点阵效果是在真皮层上实现的，所以只是在真皮层内部产生不可见的创伤修复反应——炎症阶段、增殖阶段、重塑阶段，这样可以避免伤口出血和发生感染。治疗过后，皮肤只是有些微红和针刺感，并不会在表皮出现结痂。

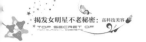

🐚 眶周美雕——无创解决眼周皮肤问题

适用范围：	黑眼圈、小眼袋、眼周皱纹、眼皮松弛	疗程建议：	6次
治疗时间：40分钟		恢复时间：0~3天	
疼痛指数：★★☆☆☆		维持时效：2~3年	
安全系数：★★★★☆		费用预估：¥2000~5000/次	

  常说"眼睛是心灵的窗户"，但皱纹、黑眼圈、眼袋却常骚扰不断，破坏了原本干净利落、恬美整洁的"窗户"。眼周皱纹的出现，就预示着衰老的到来。黑眼圈则让人显得一脸疲态、精神委靡，让工作、人际交往大打折扣。眼袋是衰老的晴雨表，有眼袋的人容易显得衰老憔悴，没有活力。

无创无痕解决棘手的眼周问题

  眼部衰老从25岁开始，到了40岁，衰老现象几乎人人都有。一直以来，大眼袋可以通过手术解决，或深或浅的动态皱纹可以通过肉毒杆菌素来改善。但是眼周小瑕疵，如细纹、小眼袋等，用以上方法效果都不尽如人意，令医生及爱美者都感到头痛。雷激光的问世，使这些眼周的美容问题不费吹灰之力，就可以轻松解决。

  雷激光作为点阵激光的眼周专用模式，能量高且作用精准，连上眼皮和下眼睑边缘（画眼线的部位）都可以治疗到，同时极大降低了危险性和顾客的疼痛感。它能准确地刺激真皮乳头层，产生肉眼不可见的微小创伤，让皮肤自动开启"创伤修复机制"，以达到刺激胶原蛋白增生和收缩胶原蛋白这样的双重效果。有了以上优势，雷激光对治疗黑眼圈、眼袋、眼底细纹、干纹、鱼尾纹有着优良的临床疗效。

  雷激光就犹如阴霾多日后的阳光，让眼周重新焕发光彩与生机。它又被称为"午间美容术"之一，只需午休的时间，就可以无创无痕、快速解决棘手的眼周问题。极高的安全性、极少的副作用、良好的耐受性，而且没有色素沉着风险，不影响工作和生活，这些优点使雷激光被广大医生和爱美者所接受。

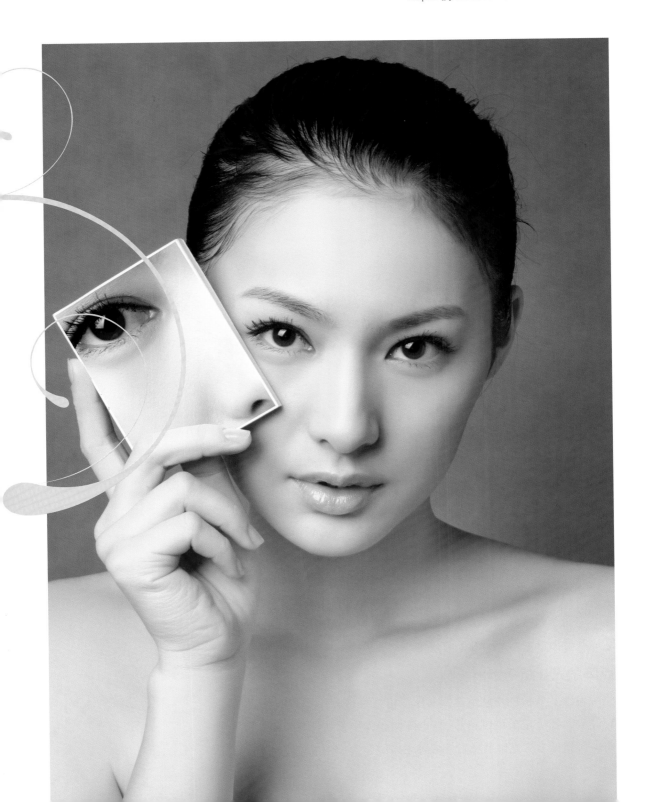

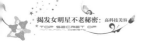

🐚 抚平痘疤——点阵激光协同作战

适用范围: 痘坑、痘疤		**疗程建议:** 6~8次	
治疗时间: 60分钟		**恢复时间:** 3~7天	
疼痛指数: ★★☆☆☆		**维持时效:** 永久	
安全系数: ★★★★☆		**费用预估:** ￥2000~5000/次（按部位收费）	

青春痘并不可怕，几乎每个人都会在青春期或多或少长过，基本上一两个星期会自动痊愈。但是，如果是炎症型痘痘或者长痘后得不到正确的处理，痊愈之后就会留下一大堆深浅不一、颜色或黑或红的痕迹，严重的甚至会有坑坑洼洼的疤痕，让人联想到橘子皮或者是月球表面的凹洞，这就是我们所说的"痘疤"。如果不治疗，痘疤将永久盘踞在你的脸上。说起痘疤的治疗，让我不禁想起 Tom 来。

被痘疤击败的帅气小伙子

才 20 出头的 Tom，身材挺拔、衣着时髦，乍看起来是个很阳光的小伙子。他脸部轮廓也很俊俏，可惜脸上布满了坑坑洼洼、凹凸不平的痘疤。Tom 是 8 月份过来的，当时还是个大热天，即使有空调将温度降下，但大部分人的心还是比较躁动的，谁也坐不安宁。只有 Tom 坐在那儿一直低着头，紧锁双眉，轻轻晃动着杯中的咖啡……

护士将他领到我的办公室，初次见面 Tom 就调侃自己的脸"长得像月球的表面"，接着抛出了三句话："你看我的痘疤怎么办？有得救吗？能治疗到什么程度？"他的话平静而无力，明显带着无助和消极的情绪。因为这张脸，心爱的前女友与他分手，Tom 深受打击。一个"痘疤盟友"介绍他来我这里治疗，这时的 Tom 正处于最消沉的阶段，心中并没有抱多大的希望。

我仔细地检查了 Tom 面部的皮肤：痘痘已经完全消下去了，但除了下巴和额头上的皮肤疤痕稍微少些，两侧面部几乎都是萎缩性的疤痕，毛孔非常粗大。我给了 Tom 一个好消息，这种皮肤如果通过点阵激光联合微针来治疗，效果应该是非常理想的。

点阵激光让痘疤远离

确诊了 Tom 的皮肤情况，又作了相关的测试，根据以往大量的治疗经验，我决定采用以精算 3D 点阵激光为主，结合 2940nmEr：YAG 铒–雅铬像素激光以及微针等多种手段综合治疗他的痘疤。其中，精

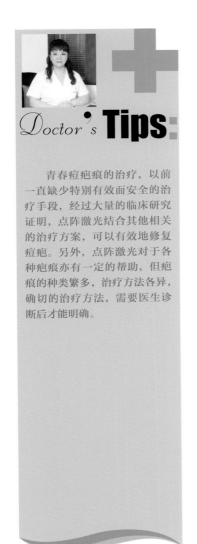

青春痘疤痕的治疗，以前一直缺少特别有效而安全的治疗手段，经过大量的临床研究证明，点阵激光结合其他相关的治疗方案，可以有效地修复痘疤。另外，点阵激光对于各种疤痕亦有一定的帮助，但疤痕的种类繁多，治疗方法各异，确切的治疗方法，需要医生诊断后才能明确。

算 3D 点阵激光能够自动开启皮肤的"创伤修复机制"，在治疗萎缩性痘疤的同时，又可以强效收缩毛孔，并且不会造成色沉或者新的疤痕。2940nmEr：YAG 铒 – 雅铬像素激光可以磨削增生性疤痕，让皮肤重新恢复平滑。微针则通过机械性微孔及表皮修复精华，与激光协同作用达到修复疤痕的目的。

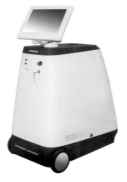

图7-5　2940nm Er：YAG铒-雅铬像素激光

原本想详细跟 Tom 交流治疗方法，但他似乎对原理不大感兴趣，礼貌地点头却心不在焉。于是，我只简单地告诉 Tom，设计了一个治疗方案，包括 4 次精算 3D 点阵激光、4 次微针治疗，中间加 1 ~ 2 次的 2940nmEr：YAG 铒 – 雅铬像素激光和手法剥离，每 2 ~ 3 周治疗一次。

经过多次的治疗，情况果然如我预想中的一样，Tom 脸上的痘疤消失得很快。随着皮肤变好，Tom 心情也逐渐好转。我才发现，原来他并不是一个沉闷的人，开心时也很喜欢说话。第 4 次治疗后，Tom 跟我讲了很多因为痘疤而苦恼的事。他说其实以前也有去做过痘疤的治疗，但是效果都不理想，甚至有一次居然没有做完疗程就放弃了。来到我这里，开始对我的治疗也没什么信心，只是当时心情沮丧，"痘疤盟友"说什么就做什么，现在看来效果还真不错。

在最后一次治疗时，Tom 脸上的痘疤基本上已经看不出来了，春节时还专程送来一大束鲜花谢谢我，让我感动不已。

疤痕对美丽的伤害，远非一般的瑕疵可比。点阵激光、微针、手法剥离等皮肤医学手段综合使用，可让疤痕远离！

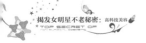

抢救妊娠纹——靓妈们的福音

适用范围：妊娠纹	疗程建议：8~10次
治疗时间：60~90分钟	恢复时间：3~7天
疼痛指数：★★☆☆☆	维持时效：永久
安全系数：★★★★☆	费用预估：￥3000~8000/次（按部位收费）

　　根据统计，有70%~90%的孕妇在首次怀孕时，都会出现妊娠纹，这让爱美的女性忐忑不已。妊娠纹的出现，是由于皮肤深层组织的断裂，怎么治疗一直是国际皮肤医学界的难题。光洁的身躯是众多年轻靓妈们的梦，尽管她们用尽了各种方法，顽固的妊娠纹仍然难以抹去。难道妊娠纹真的是不能去除了吗？光滑细腻的形容词就从此远离靓妈们的腹部肌肤了吗？

妊娠纹让肚子变成西瓜皮

　　小茜是我以前治疗过的顾客。去年生孩子前，她腆着个大肚子找到我，指着肚子上一条条红色的妊娠纹很焦急："李院长，你看我的肚子成了西瓜皮了！我以后还要穿漂亮的衣服呢！这该怎么办呢！"

　　小茜爱美的程度，非一般人可比，她是绝对不会允许自己身上有任何瑕疵的，更何况是妊娠纹呢！

　　为了维持美丽，不长妊娠纹，小茜甚至曾经有过不生孩子的念头。有一天，她来做面部保养时，恰巧遇见有一位顾客用精算3D点阵激光做妊娠纹。由于她们做的都是疗程治疗，所以经常碰面，两人慢慢地从点头打招呼的陌生人变成了朋友。两三个月的治疗下来，小茜发现新朋友的妊娠纹居然几乎看不出来，才重新有了生孩子的信心。

　　随着孕期的一天天延长，小茜肚皮上、大腿上也不可避免地出现妊娠纹。再次见到小茜时，她的肚子就像她所说的那样成了西瓜皮。小茜快要当妈妈的喜悦，被妊娠纹冲淡了许多。有人将妊娠纹比作是妈妈的象征、幸福的标志，可是在这推崇时尚和美的时代，妊娠纹却越来越让女性朋友们感到无奈。

　　通常来说，到了后期变成银白色的妊娠纹，很难去除；但只要是呈红色的妊娠纹，联合微针、精算3D点阵激光技术以及皮肤重建点阵激光技术，是可以很大程度改善妊娠纹的。其中，皮肤重建点阵激光又称微光针，它的最小光斑直径可达0.05mm，能在肌肤上形成深度达到2mm的微孔，进而使肌肤损伤最小化，恢复期最短化，皮肤重建功效最大化。

无创修复妊娠纹不再是一个梦想

6月里的一天，我接到一个电话，原来是小茜她生了个儿子，向我报喜来了，并顺便预约治疗。

两个星期后，小茜来到我这边，她的妊娠纹当然比上次更加明显了，同时伴有较严重的腹壁松弛。经过仔细的检查和研究，我决定采用微针、精算3D点阵和皮肤重建点阵，三者联合使用，3~4周治疗一次。

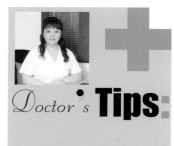

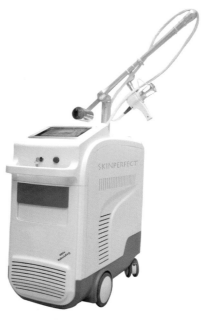

图7-6　皮肤重建点阵激光

才治疗了6次，小茜的妊娠纹已经有非常显著的改善。她非常开心，还跟我开玩笑说："如果有人怀疑我没生过孩子，说我那孩子是抱养的，那我岂不是要去验DNA给他们看？"

科技的发展日新月异，各种高科技的美容手段层出不穷，无创、高效修复妊娠纹不再是一个梦想。妊娠纹，在今天是否还存在，已经完全取决于各位准妈妈的态度。

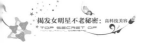

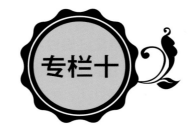

Fractional Laser Q&A

四、有关点阵
激光的**问与答**

问： 这三种激光治疗痘疤有什么不一样？

答： 精算3D点阵激光治疗痘疤的原理是它能深入皮肤真皮层，从痘疤的底面刺激真皮层胶原蛋白增生的作用；皮肤重建点阵激光和2940nmEr：YAG铒–雅铬像素激光则是从痘疤的正面进攻，进行剥脱治疗去除增生的痘疤，让皮肤恢复平整。在临床治疗痘疤的过程中，经常会将它们做有机的结合。

问： 为什么眼周皱纹首选雷激光进行治疗？

答： 因为眼周皱纹非常靠近眼睛，针对眼皮本身就很薄或者不需要减少眼睛皮肤脂肪的求美者，雷激光可以非常贴紧眼睑进行治疗，也不用担心会有危险。

问： 点阵激光可以用来嫩肤美白吗？

答： 三种激光都可以用来美白肌肤。精算3D点阵激光是非剥脱性的，它由内而外地刺激胶原蛋白增生，让皮肤变得白皙、细嫩。而2940nmEr：YAG像素激光和皮肤重建点阵激光属于由外向内的美白疗法，是剥脱性的换肤型美白，所以对治疗人员的技术水平要求更高。

问： 点阵激光治疗妊娠纹的效果有多好？可以完全去除吗？

答： 妊娠纹一直都是医学难题，治疗起来并非易事，但是经过临床经验的总结，我发现整合点阵激光和微针治疗妊娠纹的效果是比较理想的。同时针对不同的具体情况，有的人可能还需要配合一些辅助性修复治疗，治疗效果也得到了爱美人士的肯定。但是我作为医生，必须告诉大家，妊娠纹是一种深层的真皮层损伤，是无法完全去除的。治疗妊娠纹的黄金时间是生产完之后的6个月内，所以想治疗妊娠纹的妈咪一定要把握好最佳的治疗时机。

问：**点阵激光打在皮肤上是一个个的小焦斑，会像小针一样穿透皮肤，那会不会把我的毛孔越做越大呢?**

答：不会的。点阵激光在作用于皮肤时带有热量，皮肤接受到带有热量的微损伤是会收紧的，并不会产生毛孔变大的问题。相反，在治疗后，真皮层会因为受到热刺激而产生大量新生的胶原，进一步地收细毛孔，增强皮肤紧实度。

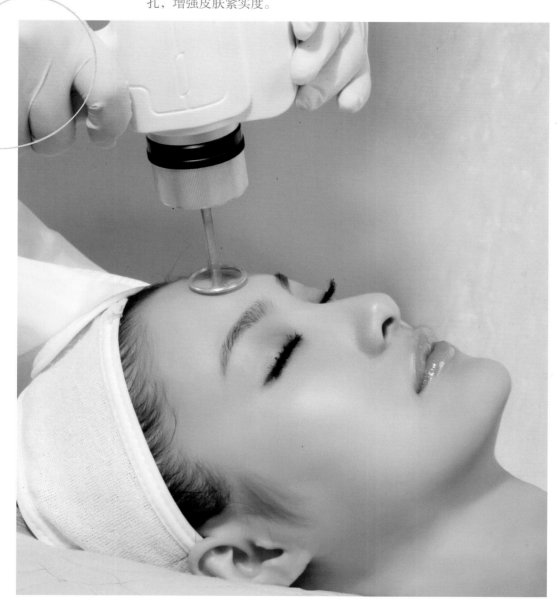

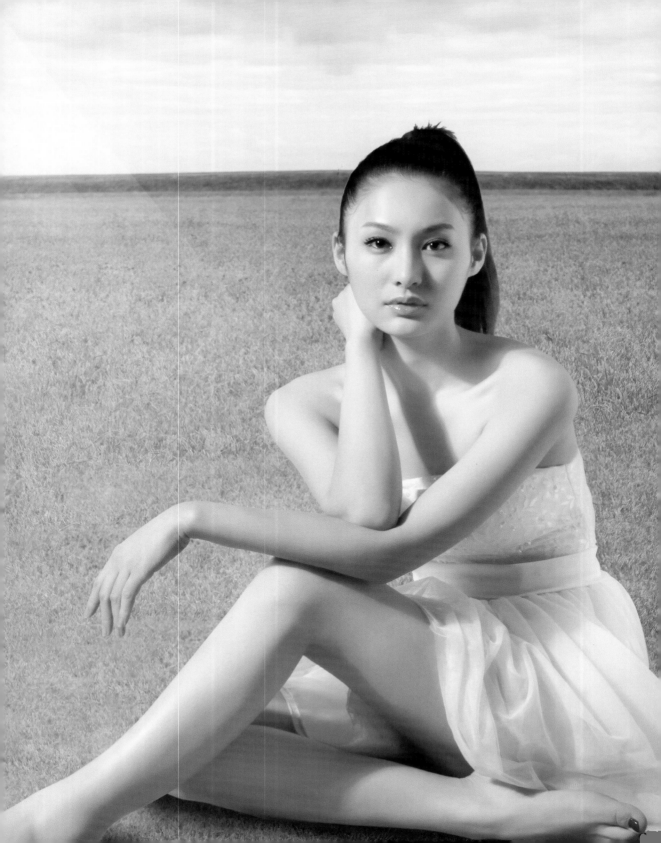

Chapter 08

Case Study:
Total Solutions

整合性疗法:
我的美丽档案馆

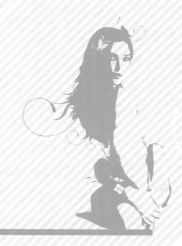

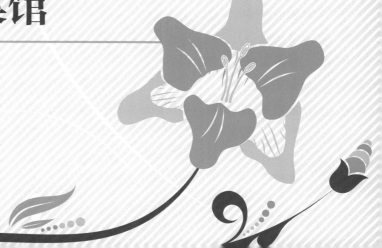

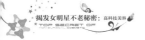

Beauty Guideline

一、美丽**前线**

🌀 多层次皮肤整合管理计划

美是独特的，无法取代的。

大体来说，东方人的美有这几种类型：一种是古典美，清秀淡雅，举手投足显现出东方女性的贤良温顺，一派古典仕女的灵气；一种是气质美，志趣高雅，内涵丰富，全身透着一种书卷之气；还有一种是性感美，体态匀称，健康阳光，身材凹凸有致，充满了诱人的魅力。

无论拥有哪一种类型的美，都是上天赐予的福气。可是，当你过分贪婪，妄想把所有的美集于一身，却会成为一场灾难。

有人曾尝试着把世界上脸部最美的部位，如西施的瓜子脸形、梦露的性感下巴、蒙娜丽莎的神秘嘴唇、貂蝉的挺翘鼻子、潘安的摄人电眼……组合在一起，企图拼成一张绝世美人图。结果拼出来的图让所有的人都跌破了眼镜，那是一张不伦不类、怪异无比的脸，与"美"毫不沾边。

许多人拿着明星的照片，请整形医生把自己的嘴唇整成这个明星的，鼻子改成那个明星的，正是犯了这种错误。其实明星们并不是每个部位都无可挑剔的，只是因为这个部位长在他们的脸上，与其他部位相和谐，所以才显得生机盎然、美丽迷人。

美是独一无二的，同时又是整体的，每个部位彼此互相作用。

许多人都有这样的误解，以为哪里有问题就处理哪里，如想紧实眼睛周边，就只处理眼睛部位。其实，美是"牵一发而动全身"的。提拉眼睛部位的皮肤，可以通过紧致额头达到；提拉下巴，可以通过提拉脸颊来达到。不要忘记，灰姑娘变成公主的时候，脚下穿的水晶鞋是一双，不是一只。

在临床治疗中，我也发现，许多顾客的问题，通常不是用单一治疗就可达到最佳效果的。因此，我提出了"多层次皮肤整合管理计划"。对表面看起来是单一症状的皮肤问题采用整合性疗法治疗后，治疗满意度更高。

顾客看自己的问题大多数时候是不全面的，但是医生不能不专业。作为皮肤专科医生，我有义务帮这些灰姑娘认识到自己独特的美，并穿上另外一只水晶鞋。

本章内容节选了几个真实的案例，由当事人亲自写下我们的诊疗过程。读者能在其中了解到治疗时出现的各种情况，包括皮肤缺陷的诊断、恢复期现象和术后的照顾等，从而正确地认识自己的美，并选择合适的治疗方式，对治疗有切合实际的期望。

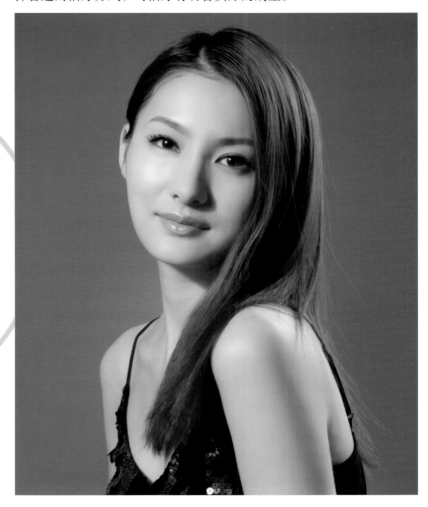

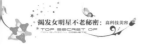
New Era of True Beauty: Being Myself!

二、美丽革命——
我也是大明星！

🌀 一号档案：渐变小脸美人

自述人	林欣
年龄	28岁
职业	会计师
主要问题	国字脸、驼峰鼻
美丽目标	小而精巧的脸形、直挺的美形鼻
治疗项目	肉毒杆菌素注射+玻尿酸注射+Thermage（热酷紧肤）治疗
术后恢复期	基本无恢复期。注射项目偶尔个别部位会发生青紫的反应，7天左右即可消退。Thermage（热酷紧肤）术后3天有轻微肿胀，但是不影响社交
见效时间	玻尿酸注射可立即见效；肉毒杆菌素注射约2～4周后效果明显；Thermage（热酷紧肤）治疗当天即可感觉皮肤紧实，2～6个月后效果达到峰值

　　我和表姐算是家族里最不幸的两个女孩子了。表姐的脸大，从小就有"银盆脸"封号。我的脸虽然不是特别大，可腮后那两块鼓鼓的肉团，使整张脸显得刚性十足，并且鼻梁还有些弯曲。

　　亲戚们常拿我和表姐开玩笑，说古时有福气的女人都是"面似银盆"的。我和表姐可不想要这样的福气，哪个女孩子会喜欢自己有张大大的国字脸，这样人看起来很不精巧。何况现在流行的是小巴掌脸，又不是什么银盆。可是，许多朋友都说，瘦脸最有效的方法是动手术改脸形。想到要动刀子，我们犹豫了很久，最终还是放弃了。

　　有一天，表姐约我逛街聊天。一见面，我觉得她好像变了，具体说不出来，只是感觉脸清秀了，变得漂亮了，整个人容光焕发。我冲她眨眨眼："是不是恋爱了？老实交代！"

　　"恋爱？"表姐一脸迷茫。

　　"人家讲恋爱中的女人是最漂亮的。我觉得你比上个月见面时漂亮多了，发展那么快呀？"

"没有了。"表姐竟然扭捏起来，这还真是少见呢，在我面前她还会不好意思啊！

"到底是哪个王子让你变漂亮的？"我乘胜追击。

"我真的没有恋爱啦！"看表姐无辜的神情，不像是在骗我。

"那是怎样变漂亮的呢？"我不依不饶地追问。

拗不过我的追问，表姐终于告诉我是接受了高科技美容。听她说，完全不用动刀子，真是神奇！

第二天，我迫不及待拉着表姐找到李医生，见面就强调："我不要开刀喔！我来找你，就是为了不开刀。"

李医生微笑着说："我这里是不需要开刀的。"

我指着自己的脸，有点怀疑地说："我要改变我的脸形和鼻子，还有小眼睛，你确定不用动一刀？"

李医生很肯定地回答我："真的不用动刀。"

哇，我那时就像吃了开心果一样，打打针就可以变美，好像很不可思议耶。我还没有高兴完，李医生就出了道难题：注射瘦脸的疗效持续时间只有六个月，并且只能是瘦咬肌部位。6个月！时间也太短了吧？而且我的脸似乎不仅是咬肌大的问题，其他部位的轮廓也不够清晰，只打瘦脸针，能不能得到我想要的效果呢？

李医生知道我的顾忌后，说："如果想要长久的效果，可以每隔半年接受一次治疗，连续3次左右，疗效持续的时间会越来越长的。另外，在日本，除了做肉毒杆菌素的治疗外，另一个很受欢迎的瘦脸方式是做Thermage（热酷紧肤），它通过紧实提拉皮肤，能让脸庞进一步变小。这个方法收效的时间会长一些，而且效果是全面部的。两个治疗搭配起来做，会让你的整个脸部轮廓变得更清晰，而不仅是缩小咬肌。"

听了李医生的耐心解释，我心里的疑虑一点点地消失了。哦，差点忘了，还有个可恶的鼻子。我对鼻子要求倒不是很高，鼻梁正中的鼻骨稍微突起了一点，现在只想让鼻梁在一条直线上。还好这一点也难不倒李医生，她建议用玻尿酸来改善我的鼻子。

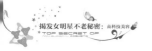

经过仔细交流过后，我决定同时接受肉毒杆菌素及Thermage（热酷紧肤）的治疗，因为肉毒杆菌素见效快，而Thermage（热酷紧肤）能紧致脸颊的皮肤，起到瘦脸的作用。鼻子问题用玻尿酸解决。李医生拿了把量尺，在我鼻子的上下左右测量了一番，说是为了估计一下玻尿酸的用量。

测量完了，助手先在我的鼻部和咬肌附近敷上了一些麻药。麻药起效后，李医生让我闭上眼睛。我感觉有个东西扎入了鼻根，但不觉得疼，只是有些害怕。这是我第一次做微整形，哪能不紧张啊？治疗过程中，李医生和她助手不断询问我的感受。我心里像揣了只兔子似的，又死撑着跟她们说没事。才约摸10分钟的时间，我怎么感觉像是过了10个小时那么久。

玻尿酸注射完了，护士拿镜子给我照。哈哈，鼻子变直了啊，我差点大叫起来。这个立竿见影的效果，让我信心倍增，刚才的担惊受怕太值得了。

但是我仍然忐忑不安，最关心的改脸形治疗马上就要开始了。李医生说，肉毒杆菌素搭配Thermage（热酷紧肤）治疗国字脸，得分两次来做：第一次先用肉毒杆菌素注射瘦小脸；第二次治疗定在两周后，再进行Thermage（热酷紧肤）治疗。第一次治疗在当天就进行。

李医生知道我怕痛，让我休息5分钟就开始做局部的肉毒杆菌素注射。这个治疗过程更快，花了不到10分钟。

完成后，我看看镜子，除了注射部位有些轻微红肿外，没有其他的变化。李医生说，这个效果要2～4周后才见到，更何况才做了第一次治疗。

想起表姐那个漂亮的样子，我没

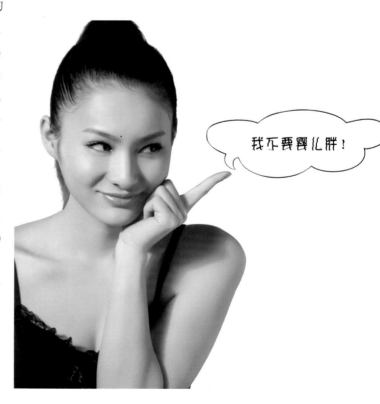

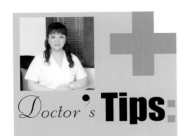

1. 鼻部的玻尿酸注射修整鼻形后，可能会有暂时性发红的现象，一般几个小时后就会消退；如果出现有点青紫的现象，通常 3 ~ 7 天后就会消退。

2. 用肉毒杆菌素注射来瘦咬肌，疗效可以维持 6 ~ 10 个月的时间。和其他部位的治疗不一样的地方是，由于咬肌属于较大的肌肉，因此要让这块肌肉休息睡觉，必定要花较久的时间才能够看到效果，一般是 2 ~ 4 周左右。

3. Thermage（热酷紧肤）瘦脸仅仅针对双颊有松弛现象和脂肪堆积现象而形成的方脸和婴儿肥脸形，治疗的效果主要表现在下颌变清晰和轮廓线条变明显。

理由不从灰姑娘变成公主的，所以一点儿也不愁。我高高兴兴出门去了，李医生在背后提醒我：两个星期后要回来，还有一次治疗。这个自然忘不了，这是我这个月，或者说是这辈子的大事呢！

开始几天吃东西，果然像李医生说的那样，脸颊肌肉有点酸酸的，咬硬物使不出劲来。不过大约在一两个星期后，这个小烦恼就完全消失了。

漫长的两周好不容易过去了，我照照镜子，两侧的咬肌真的变小了，脸部线条看起来柔和多了。那天一大早就接到客服的电话，提醒我过去接受第二次诊疗。

助手依旧给我做了脸部清理，接着就在我的脸上打上许多格子，看上去像张渔网罩在脸上。她向我解释，这是为了医生治疗时更准确地施打，避免热量在一个部位聚集，以降低副作用。

治疗仍然是李医生给我做的，治疗的过程并没有想象中那么痛苦，只是有些热，有一点点刺痛。觉得热量好像从皮肤里面不断地渗出来，这时脸颊肯定是红红的。在治疗过程中已经可以感受到皮肤在慢慢地收紧，做完后拿起镜子一看，果然脸部有明显的紧致效果。

李医生很有信心地告诉我，现在才是第一阶段的效果，过了 2 ~ 6 个月，效果会更明显。

两个月后，可爱的客服再次来电提醒我复诊。看到自己原来的照片，我几乎不敢相信自己的眼睛，那时线条刚硬的方形脸，现在变得圆润小巧，眼睛也变大了，整个人看上去清丽秀气。

李医生说半年后，Thermage（热酷紧肤）的效果会更明显，那时候脸会变得更小、更紧实。我"嗯嗯"地只是点头，心里却乐开了花，以后再也不会有人说我有"银盆"的福气了！

有一天，有位男同事来我办公桌借资料，我一抬头，他竟然愣了一下。我问他怎么了。同事狐疑地看着我说："你好像变漂亮了，是不是交男朋友了？"我偷乐了一上午。嘿嘿，我就不说是怎么回事！

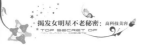

二号档案：挥别苦大仇深

自述人	周霏霏
年龄	33岁
职业	企业主管
主要问题	面颊凹陷、嘴角下垂、唇薄
美丽目标	脸颊丰满、唇如樱桃
治疗项目	玻尿酸注射丰唇、丰面颊+活力玻尿酸全面部丰润+肉毒杆菌素注射提升嘴角
术后恢复期	肉毒杆菌素注射几乎无恢复期；玻尿酸注射后微红数小时到1天内消退，如果发生青紫的现象，则需要1周时间消退
见效时间	玻尿酸注射立即见效；肉毒杆菌素注射，术后3~7天发挥效果

　　我是个很要强的人，在公司因为业绩不错，从普通职员升到主管。但是，事业的上升似乎没有给我带来特别的快乐。自从生了宝宝之后，也不知道为什么，不是变胖了，而是越来越瘦。原来一张丰满的圆脸，现在却是枯瘦干巴的。老公开玩笑说水蜜桃变牛肉干了，我听了只觉得刺耳，一点儿也不好笑。

　　更郁闷的是，现在经常有同事关心地问："周主管，最近心情不好呀？"熟悉的同事干脆就直接讲："跟老公吵架了？"开始我并不在意，被问多了就怀疑自己表情有问题。仔细对着镜子研究了我的面部后，发现问题主要是：因为现在瘦了，所以原来圆润的双颊，现在却是两个对称的凹陷；原本丰满的双唇，现在看起来也有些苍白和寡薄，嘴角还有点下垂。整张脸的皮肤缺少弹性和光泽，怪不得别人以为我不高兴，我自己看着都烦。

　　我决定趁老公出差不在家的时候解决这个问题，恢复到以前圆润水嫩的感觉，这样看起来亲切随和一些。作为主管，如果看起来太严肃，会不利于与同事的交流。

　　李医生表示理解，并建议我在面颊部注射大分子玻尿酸，可以填充双颊的凹陷；而全面部施打活力玻尿酸可以改善整体的枯黄感，增加全面部的水润度和饱满度；至于嘴角下垂，可以在嘴唇部位肌肉注射少量的肉毒杆菌素，使整个嘴角往上扬，随时保持一副笑容可掬的模样，少点不怒自威。

166

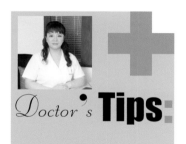

Doctor's **Tips**

借助医疗注射技术来丰唇、丰面颊，可以达到接近天然的完美效果。虽然不能永久维持下去，但是治疗过程不需要动刀，可以随时抽空接受治疗；而且治疗后不需要请假休养，即可投入正常的工作和生活。

注射肉毒杆菌素让嘴角上扬是很多人都接受过的治疗，也经常用于改善眉形。治疗简单，选择一个有高超审美能力的医生却很重要，毕竟从哭脸到笑脸的变化是很微妙的。

美丽不仅仅需要五官端正、肌肤细腻、轮廓完美，快乐的情绪也是为美丽加分的重要因素。在接受治疗的前提下，还要告诉自己要快乐，学会微笑，才会让治疗收到事半功倍的效果。

那嘴唇单薄的问题呢？我还想让嘴唇更丰满一些。李医生仍然建议我注射玻尿酸来改善。她拿出相关资料给我："樱桃打法是最适合东方人的丰唇治疗。它就像在嘴唇上放上三颗樱桃，一颗放在上唇珠的地方，另外两颗放在下唇唇体的地方，这三个地方就是注射点。之后再将整个唇形稍加修饰，修整后的唇形不会有突兀感，反而会呈现微翘的动人效果，你觉得这样好吗？"

我从来没有做过美容，哪怕是最简单的面部护理，现在突然要决定做这么多的项目，简直是刘姥姥进大观园——那种感觉既新鲜又惶恐。但拖拖拉拉从来不是我的做事风格，既然这次来的目的就是想要改变，没理由临阵退缩，我点点头同意了。

我和李医生仔细探讨了方案，确认了最终的治疗方式，并决定当天就接受治疗。

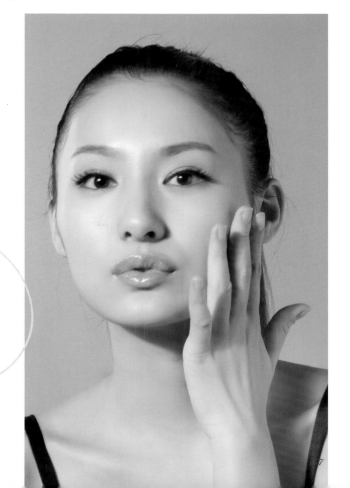

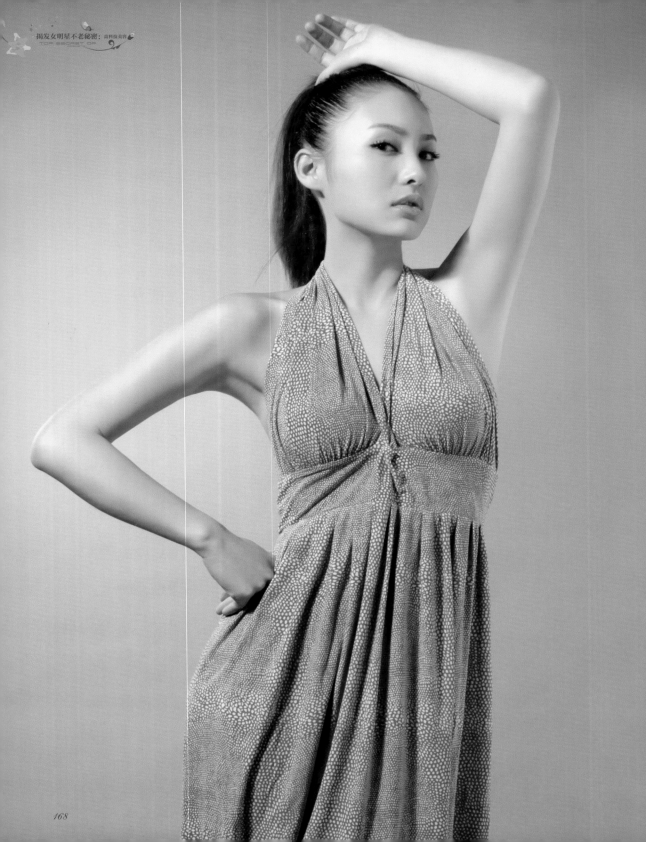

　　助手帮我清洁面部后，涂上了厚厚的麻醉药膏。大约过了40分钟，李医生来到了治疗室，拿起镜子，再次与我确认需要改善的部位，并用定位笔进行了定位。

　　李医生按照设计好的治疗方案，先是用大分子量的玻尿酸对凹进去的面颊部进行注射填充；然后，将剩余的玻尿酸按照樱桃打法打入了我的唇部。大约十多分钟后，助手微笑着递给我镜子："真的是起来了哦！"我惊喜地看着镜子中的自己，原来瘦削的面颊现在变得丰满了许多。

　　"呵呵，当然了，玻尿酸的效果是立竿见影的，想突出哪里就突出哪里。不过肉毒杆菌素改善嘴角的问题就需要1周才能出效果了，全面部玻尿酸种植面膜注射的效果也是要等一段时间才出来的。"李医生说。

　　"嗯嗯，你告诉过我的。"我连连点头。

　　接下来的治疗大约花了30分钟左右的时间。注射完毕，我照照镜子，皮肤有些红肿。助手帮我冰敷了一会儿，大部分的红肿就都退去了。

　　两个星期后，老公回来，见到我第一个反应就是："我不在家，你怎么却变漂亮了？"我暗自惊喜，没有被他看出破绽，却让他感觉我漂亮了，这就是要达到的目标，太好了。

　　又过了几天，在电梯里遇到老板，老板竟然问我："最近心情很好呀！"我笑吟吟地点点头。

　　在职场上工作这么多年，我觉得自己在工作上可以说是十分敬业和投入的，但时代毕竟不同了，除了努力工作，也必须注意一下个人形象。特别是像我在大企业中任职，人际关系非常重要。接受治疗后，改善了嘴角下垂的问题，再加上注射玻尿酸，使原本消瘦的面部变得丰满圆润，整个神情变得较为平易近人，这样就增加了我的亲和力，改善了我和同事的人际关系。最重要的一件事情，就是我每天看见自己的样子心情就很好，而且这种开心的情绪是会传播、感染给其他人的，连家人也感受到了！

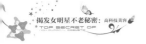

三号档案：做不做黑脸娃娃

自述人	王静文		
年龄	28岁		
职业	企业白领		
主要问题	黑头、毛孔粗大、色痣		
美丽目标	祛除黑头和色痣、改善肤质		
治疗项目	黑脸娃娃+超脉冲CO$_2$激光		
术后恢复期	黑脸娃娃治疗不需要恢复期，超脉冲CO$_2$激光去痣的恢复期为7天		
见效时间	黑脸娃娃治疗是3～7天见效，激光去痣当场见效		

有句古诗："野火烧不尽，春风吹又生。"赞美的是小草那强大的生命力。可是，和我脸上的黑头比起来，小草的生命力那还真是小巫见大巫了。不管有没有春风，黑头却满脸疯长。除了黑头，我的皮肤毛孔还很大，而且粗糙，典型的"橘子皮"。更糟的是，脸上还有些色痣，这就让我的脸看起来像是橘子皮上还撒了些黑芝麻，怎么看怎么碍眼。

2008年年底的一天，网上一个论坛有帖子说，美女主播萱萱也像大S一样，做了"黑脸娃娃"。我很早以前就知道"黑脸娃娃"了，据说这个治疗很温和，而且对付油性肌肤有很好的效果。这次又看到有女明星做黑脸娃娃，我心动了，何况春节有件特殊的任务。

春节快到了，要回老公家摆酒庆祝我们新婚。虽说丑媳妇难免要见公婆，怎么着也要把自己好好打理一番吧。不知道"黑脸娃娃"是否能够解决我的问题？

在李医生的诊室，我就竹筒倒豆子，把马上要新婚见公婆的紧急形势，和需要皮肤变得靓一些的现实要求，噼里啪啦全倒了出来。最后，再小心翼翼地问那位黑脸小娃娃，能不能成为拯救我皮肤的大英雄？

李医生听完我的苦水，解释说："'黑脸娃娃'是个升级版的套餐方案，有比较快速的收缩毛孔和美白肌肤的作用。它还增加了冷光和术后护理，经过冷光预热皮肤可以增强疗效；术后护理则是为繁忙的现代都市女性量身打造的，这样你们就不怕在家里没有时间保养了。"

实话实说，这是我第一次做高科技美容项目；再实话实说，李医生的一番话跟上课那样沉闷，听得我脸上的黑头都昏昏欲睡了。不过，李医生认真的态度让我觉得这个很靠谱，就决定接受"黑脸娃娃"的治疗方案。

登记、照相这类例行的折腾结束后，助手把我带到了治疗间，先是清洁面部，再用纱布把我的眼睛蒙起来。我两眼一抹黑；躺上治疗床，脸上又被敷了一层冰凉冰凉的东西。助手很善解人意，没等我开口就告诉我，这是凝胶。具体什么用途没记住，就知道脸上凉嗖嗖的，感觉很舒服。

正当我感觉良好的时候，李医生说："冷光治疗就要开始了，你准备好了吗？会有一点点微热的感觉。我先在你耳屏前试做一个光斑，

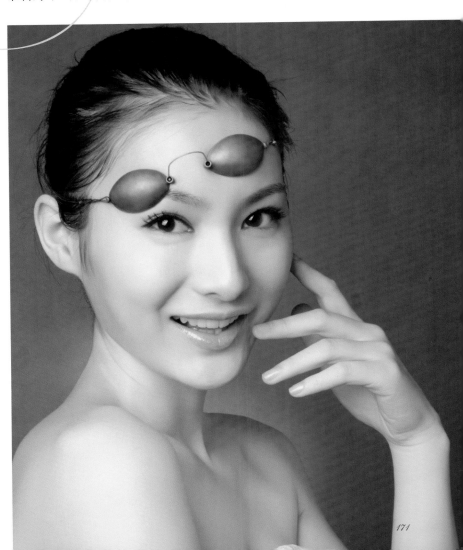

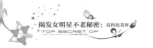

你感受一下，不用太紧张，放松一下。"

　　我说了一声"好"，心想："还能把我怎么着？唬我呢。我可是吓大的……"突然一个比凝胶更冰凉的东西贴在侧脸，黑暗中一片光闪过，接着咻溜一声响，脸上一热，吓得我几乎尖声大叫。惊慌的小动作显然没逃过助手的双眼，她连连安慰我不用害怕。哎，这回真是丢人丢大了。

　　其实冷光一点儿也不疼，就是那声音突如其来地响起，实在有点吓人。可事到如今，我还能逃跑不干了吗？只好躺在毯子下，握着拳头，紧张地等待着下一个"咻溜"，再下一个"咻溜"，再下一个……

　　终于"咻溜"完了，助手帮我清理干净脸上的凝胶，然后带我换了个治疗室躺下。眼睛上盖上纱布，再戴上专用的防护眼镜；感觉什么东西涂在脸上，黏糊糊的。这应该就是做黑脸娃娃之前要涂的碳粉了。

　　涂完后一会儿，又听到李医生的提醒："要进行激光爆破碳粉了，会有点噼噼啪啪的轻微爆破声，别担心。"有了刚才的经历，我再不敢在心里吹牛，乖乖地说了声"好"。

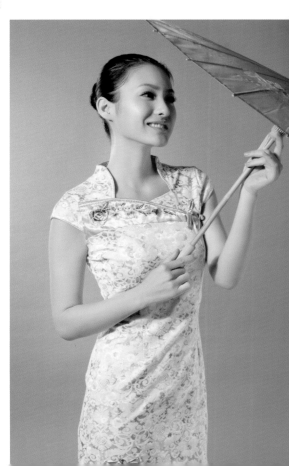

　　头上响起呼呼的声音，像是抽风机的呻吟。接着一个仪器贴近我的脸，听得一阵噼里啪啦的声音，像是空旷大厅里玻璃珠掉在地板上的声音。脸上感觉到像是被蚂蚁叮咬了一样，痛感并不强。

　　做完了"黑脸娃娃"，脸上的碳粉也全部清光了。接下来要解决那些"黑芝麻"，把可恶的色痣去掉。助手在我脸上涂了麻药。30分钟后，麻药见效，我摸一摸，脸上一点知觉都没有。李医生让我躺下，说："我现在开始用激光给你去痣，它作用于你的皮肤后，会让色痣的皮肤组织汽化，这样就可以把痣去掉了。"

　　我就隐约感觉到亮光闪过，闻到一股焦味，接着重复了一次，就听见李医生说："好了，痣解决了。"

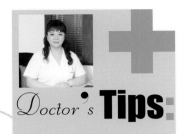

我不相信："就这么快？"

李医生摸摸我的脸说："是的。你脸上靠着鼻子的地方有些汗管瘤，要不一起给你做了？"

我一听就高兴了："能用这个去掉？这是我一直想要解决的问题。这几串东西真是麻烦，看上去像是小葡萄串似的，上妆不容易，太难看了。"

只要有可能，我当然希望今天就把所有的问题都解决了。李医生给了我肯定的答复，助理又帮我敷了麻药，把那些汗管瘤给去掉了。

临走时，李医生交代我，7天内不要沾水，7天后薄薄的痂壳会掉落，脸上不会留下疤痕和凹陷。我认真听了她的意见，虽然7天不洗脸非常难受，但是为了即将到来的美丽，我再怎么也得忍过去。

7天后，痂壳掉了，我好好地洗了个脸，脸上干净多了。我迫不及待地照镜子：总算不枉我付出那么大的勇气，脸上那些常年被黑头占据的毛孔的确是缩小了，黑色的斑点都淡化了，连那些挂在我鼻梁旁边的小葡萄串也不见了！还有那些黑痣也没了，哈哈！人家说芝麻开门，我说芝麻拜拜。

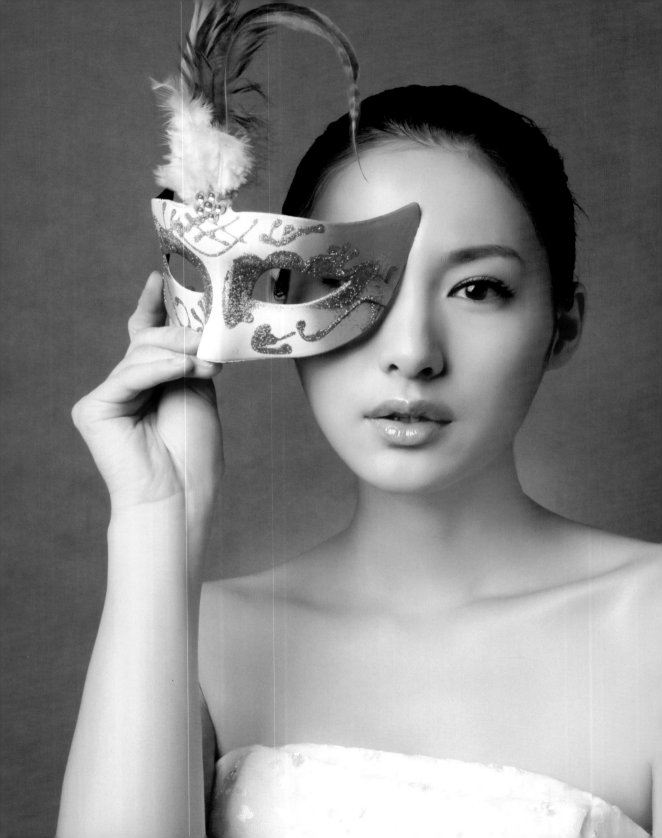

四号档案：魔法变脸，童颜紧肤

自述人	李约
年龄	30岁
职业	自由职业者
主要问题	脸部痘痘、痘印、疤痕、肤色粗黄、多油
美丽目标	恢复一张平滑、白皙的脸
治疗项目	冰点射频+微针美塑+剥离+水氧
术后恢复期	冰点射频、微针美塑不需要恢复期，剥离需要1~3天的恢复期
见效时间	治疗后两周左右可以看到皮肤亮度和光滑度得到改善

在镜子里仔细看看我的脸：五官端正，比例协调，看着挺帅气的。基本上，我爸妈算是没有亏待我这张脸，就是自己不争气，年轻的时候疯长痘痘，一长一大片。我还手痒痒，有事没事去挤一挤，结果就在脸颊上留下坑坑洼洼的疤痕。

在16岁以后的岁月里，我和脸上的痘痘整整战斗了12年，天天为这些痘印疤痕烦恼不已。我买了很多疤痕灵、去疤液，始终不见效果。更糟的是，可能因为经常熬夜上网，所以经常面如菜色、灰暗无光，而且满脸冒油。

想过去找美容机构解决这些问题，但是，又不知道相信哪个美容产品才好。所有的广告都在鼓吹它们的产品和项目如何有效，但是负面报道一波又一波，让人无所适从。在深圳混了多年，跟许多搞美容的机构混得很熟，有些也说给我免费做做，但不敢轻易去尝试。毕竟是面子工程啊，万一再失败，那我的脸就不知道该搁哪里了！

我发现李医生和一般医生不一样，她从来不乱推荐顾客去做昂贵而不适合病情的项目。一个长满痘痘的女顾客要去做嫩肤，李医生硬是说服对方去做痘痘。我当时看见就非常钦佩她的医德，要知道，治痘痘的价格比嫩肤的价格便宜许多倍！

了解了李医生的为人，我才大胆地问她，脸上的疤痕能不能治疗。李医生仔细看了看，说："这个是可以治疗的。"我问她是不是用一些美容沙龙说的那种美雕——那个工程惊人的美容项目。

李医生说："不是所谓的美雕。你这样的皮肤情况，我会选用几种方法结合做：微针、剥离和冰点射频。微针的机械性刺激和导入的

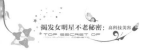

生长因子能够协同作用，帮助你受损的皮肤自我修复。剥离是医生用手工一点点地将疤痕组织分离开来，一段时间后，皮肤会代谢，慢慢会长起来。射频能帮你紧致皮肤，收缩毛孔，增加肌肤弹性，控制油脂的分泌，改善面如菜色的状况，让皮肤看起来更白皙、亮泽。"

多年饱受痘痘的困扰，我也算久病成良医，她讲述的治疗原理都能听明白。没有那么多故弄玄虚的高科技，小小的操作就可以解决多年的苦恼，我心动了。考虑了一下，我决定在 30 岁前，解决痘痘这个大麻烦。

那年春节回来后，我就找到了李医生做治疗。助手洗干净我的脸。李医生看了看，说："你现在还有一些痘痘，射频治疗前，先用水氧进一步清洁，这样会有利于痘痘的消退。"我第一次听说水氧，出于对李医生的信任，就点点头，答应了。

眼睛被助手用棉纱轻轻盖上，接着就感觉到压强很大的水喷在脸上。感觉清凉，完全不痛，甚至还有点小舒服。我好奇地问李医生这水氧有什么作用。她解释说："水氧是将医用氧气和营养液或者药物充分结合，以强压喷射形式把氧气直接送到皮肤，杀死那些厌氧痤疮杆菌，防治痘痘并深层清洁肌肤。"

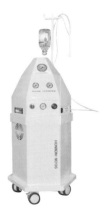

图8-1 水氧仪

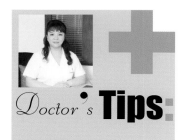

射频的作用是刺激真皮层胶原的增生，微针的作用是通过机械打孔的方式给皮肤的表面及真皮层造成微小的创伤，这些微小的创伤在愈合的过程中同样可以刺激胶原的增生，同时在配合多种生长因子导入的情况下，会重建皮肤屏障，从而达到细嫩肌肤，平复疤痕的目的。射频治疗后没有特别的注意事项，微针治疗后要根据皮肤的反应情况避免沾水8～24小时。

做完水氧之后，开始做冰点射频治疗。以前我一直以为只有到了皱纹满面的时候，才需要做射频类的治疗，没想到原来年轻人也适用。助手在我脸上涂了一层胶原蛋白精华，然后用探头一样的东西，顺着脸形划了几下。

李医生一边给我测量温度，一边问我是否能够承受。这个东西其实比其他光疗舒服多了，一点儿都不疼，只有一些温热。随着温度的调试，李医生知道我的承受力不错。这个时候，我能感觉到探头离开后，脸上的温度由里往外散出来，微微有点痛，但是完全可以忍受。

射频治疗结束后，助手涂了些麻药在我脸上。过了半个小时，估计麻药生效，李医生来了。助手拆开一个密封包装，从里面拿出一个小滚筒，上面布满小刺针。这大概就是要做微针治疗了。想到那带刺的小滚筒要从脸上"辗"过，我心里就发毛。

助手先给我的脸消毒，完了再涂上7种生长因子，李医生就开始滚针。滚筒"辗"过，脸上麻痒麻痒的，并没有特别不舒服的感觉。在额头倒有轻微的刺疼感，可能这里尽是骨头缘故，虽然李医生已经减轻了力度。滚完后，脸上有轻微麻辣的感觉。

接着，趁着麻药还没有过去，李医生开始为我做最后的一项剥离程序。第一针下来，感觉似乎有个东西贴着皮肤，有点紧紧的感觉，但是一点儿都不痛。很快过去了10分钟，就完成了分离工作。对着镜子一看：除了针口有些深红色的点外，脸上没有什么异样。

做完后，助手给我敷了面膜，凉凉的，把刚才热辣辣的感觉都吸走了，很是舒服，我趁机睡了一觉。

结束治疗离开时，李医生吩咐：3天内不能碰到水，不能洗脸；4个星期后，再次接受同样的治疗；做完6次，皮肤就会好转。并交代我不要经常熬夜，否则疗效会大打折扣的。

我照办不误。一个月后，我去复诊。从照片上看到自己以前的模样，真是太神奇了，现在皮肤的凹洞明显变浅，有些甚至几乎不见痕迹；皮肤的亮度也好转了，比以前白了一些。我真的非常感谢李医生，她重新给了我自信。

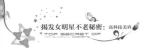

🐚 五号档案：逐个击破肌肤难题

自述人	谢晴
年龄	27岁
职业	家庭主妇
主要问题	痘疤、妊娠纹、腹壁松弛
美丽目标	消除痘疤、改善妊娠纹、收紧腹部皮肤
治疗项目	皮肤重建点阵激光+精算3D点阵激光
术后恢复期	痘疤治疗后会有些红肿，一般1个小时左右可以恢复，不需要恢复期；妊娠纹治疗后需要3～7天恢复期
见效时间	痘疤一次治疗后即可看到效果，妊娠纹在第二次治疗后看到明显效果

上学的时候我脸上就一直有痘痘。那时候看着不长痘痘的同学，总是很羡慕，也不见她们用了什么特别的护肤品，皮肤却一直这么好！其实，我对自己的皮肤也没有什么奢望，只要不长痘痘就好了；就算长痘痘，能不留印子我就满足了。可是，我用尽了种种妙招、偏方，脸上还是留下了不少痘疤。

我以为随着年龄的增长，痘痘会慢慢消失，痘疤也应该会慢慢淡化掉。可是，直到我毕业出来上了两年班，痘痘不但没有消退的迹象，反而更加严重了。后来想想，工作后睡眠质量差了、工作压力大了，皮肤怎么可能会好？

除了寄望于年龄外，我还抱着另一个消灭痘痘的希望——听说结婚生小孩后人就不长痘痘了。25岁时，带着满脸的痘疤、厚重的粉底和先生踏进了婚姻的殿堂。婚后我在家做家庭主妇，没有工作的压力，痘痘果然不再来光顾了，只剩下痘疤。可是生完宝宝，我的皮肤不但没有好起来，反而更糟了，甚至出现了小细纹和松弛。再加上肚皮上的妊娠纹，简直让我觉得自己全身没有一块好皮肤，甚至一度因为这些皮肤问题陷入自卑和迷茫。

期间，我也试过很多改善皮肤的方法，根本没有效果。要不是遇见李院长，我甚至都怀疑痘疤是不治之症了。她建议我联合做点阵激光，说点阵激光治疗痘疤不会伤害表皮，不需要恢复期，而且效果比传统激光要出色。在治疗前，李院长再三"警告"我：治疗期间一定要戒口，辛辣刺激的食物一律不能吃！睡眠要保证时间和质量！

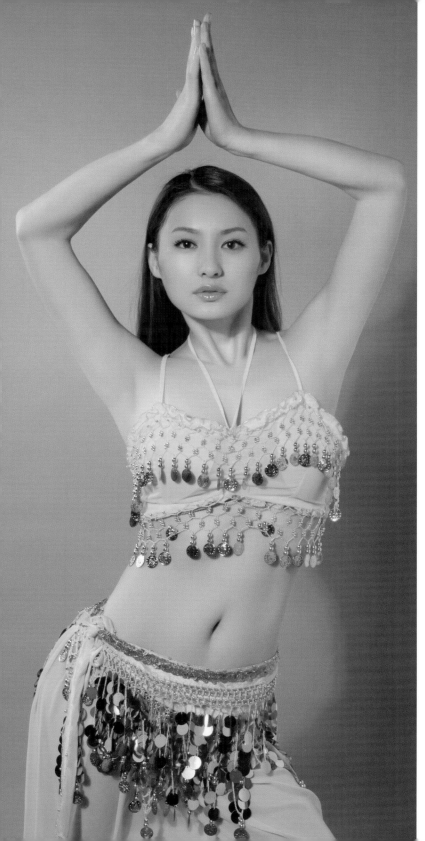

　　第一次做治疗，我紧张得半死。清洁完面部，拍完对比照后，护士帮我涂麻药。我拿着镜子左看看、右看看。其实涂这种皮肤医学专用的表皮麻药膏根本没有感觉，但我就是觉得好像有点儿痛……护士看出我心情紧张，一直在疏导和安慰我。她们态度超级好，不管我问什么问题都耐心回答。30 分钟后麻药生效了，我的心情稍微平静了一点儿。

　　接着，护士就带我进治疗间。李院长在里面戴着大大的"黑超"（后来知道是做激光治疗时专用的防护眼镜），很酷的样子。我在治疗床上躺下后，她安排护士帮我把眼睛遮盖好。李院长先在我脸上测试了一个光斑，在询问了我的感觉之后，又观察了 2 分钟，才开始做治疗。我之前还以为会有很强的光束，谁知道真正做的时候没有什么感觉。

　　李院长边做边给我解说："现在做的是精算 3D 点阵激光，这种点阵形式的激光是穿透表皮直接作用于真皮层的，这样既不会在表皮结痂影响外观，又能深层刺激皮肤自我修复，治疗痘疤。"

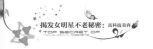

做完治疗后觉得脸上热热的，其他没有什么异样。护士拿了包好的冰块给我做冰敷。冰敷了 15 分钟后，李院长看了看我的皮肤，同意我离开，还不忘再次强调了忌口和睡眠的问题。虽然我早就铭记在心了，但是也不会厌烦她的"唠叨"。我恨不得医生对我多点叮嘱，这样的医生才负责嘛！离开前，护士给了我一份术后注意事项，又帮我预约了第二次治疗的时间。

以后我每天一起床就盯着镜子。到了第 5 天，终于看到比较明显的变化了，痘疤确实是淡了一点儿。那时候，我恨不得赶紧把疗程一次性做完！

复诊的时候和李院长说起我的想法。李院长笑了笑，说："点阵激光能把原本聚集的能量从作用距离和作用时间上隔离开来，这样就算能量更大，作用深度更深，也不会伤害到皮肤，效果也更好，疼痛感也降低了。"我听明白她的意思，一次性做完效果反而不好了。

关于我的妊娠纹，真是苦恼得很。我并没有尝试用什么方法去除妊娠纹，妊娠纹治疗效果不好是许多妈妈都知道的事情。治疗了几次后，和护士很熟了，一个偶然的机会，和她聊起妊娠纹的事情。护士赶紧问我："你生完孩子多久了？"

当我告诉她已经半年了，护士略显兴奋地告诉我："李院长治疗过很多妊娠纹，它的治疗效果都不错，不过新生成的妊娠纹治疗效果更好。我和你去咨询一下院长吧！"

李院长帮我检查了肚皮上的妊娠纹，又询问了我准确的生产时间，然后对我说："一般妊娠纹在生产后的 6 个月内治疗，效果会非常明显，尤其是那种紫红色的妊娠纹。你生产完有 6 个半月了，现在开始治疗也可以，但是效果可能会打些折扣。"

当时我脸上的痘疤都好得差不多了，也很信任李院长的技术，更何况她这么坦白地和我说了最佳的治疗时间，于是打算抓住这最佳治疗期限的尾巴，开始了妊娠纹治疗疗程。

李院长帮我制订了一整套治疗方案：把精算 3D 点阵激光和皮肤重建点阵激光联合起来治疗，同时在治疗中期配合微针美塑刺激真皮层修复，并导入帮助皮肤生长的生长因子；治疗好妊娠纹路后，如果腹壁松弛，可以采用 Thermage（热酷紧肤）收紧腹部皮肤。

第一次治疗用的是皮肤重建点阵激光。治疗的时候稍微有点痛感，治疗完后肚皮上红红的，有轻微的破损。李院长说："用皮肤重建点阵激光治疗会结薄薄的痂，7 天内治疗部位不要沾水，结痂后不要用手主动去除。可能会有点痒痒的，这是正常的，不用担心！"

我严格按照院长的叮嘱，很小心不碰掉它们。虽然有点痒痒的，但是我都忍过来了。大概过了 10 天，痂壳就慢慢脱落了，妊娠纹的纹路是比以前淡了一点儿，这次我知道我不能着急！

第二次治疗妊娠纹的时候，李院长说这次不用皮肤重建点阵激光了，我还好一阵失望呢。院长说："这次用不会结痂的精算3D 点阵激光，也就是你之前治疗痘疤的时候用过的。这种点阵激光能穿透表皮直接作用于真皮层，不但有去痘疤作用，还有嫩肤、紧肤的功效。"难怪我觉得脸上的皮肤也变好了呢！这次治疗大概 30 分钟，术后肚皮有些红，感觉有点刺痛，冰敷了一会儿就可以离开了，比较轻松。

最后几次治疗院长给我使用了微针美塑，用微针滚轮给我导入了一些促进皮肤修复的精华液。刚做完的几天觉得痒痒的，还有些热乎乎的感觉。

历时 3 个多月的治疗总算完成了，算起来共有 10 次治疗。拿术前照片和现在的我对比，我简直不敢相信，以前那些像蜈蚣脚一样密集的纹路竟然都被淡化了；而且那个"轻松"的点阵激光效果还真不赖，紧肤效果也明显感受得到。我很满意现在的自己，变美的效果让我老公吃了一惊，亲戚朋友也都夸我现在是个靓妈。

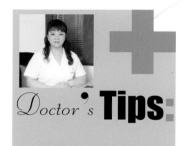

Doctor's **Tips**

妊娠纹是由于皮肤深层的纤维层等断裂形成的，刚形成的妊娠纹一般呈现紫红色，一旦变成银白色的条纹则较难恢复。妊娠纹治疗的黄金时间是生产后的 6 个月内，在这段时间内抢救妊娠纹的效果是比较理想的。

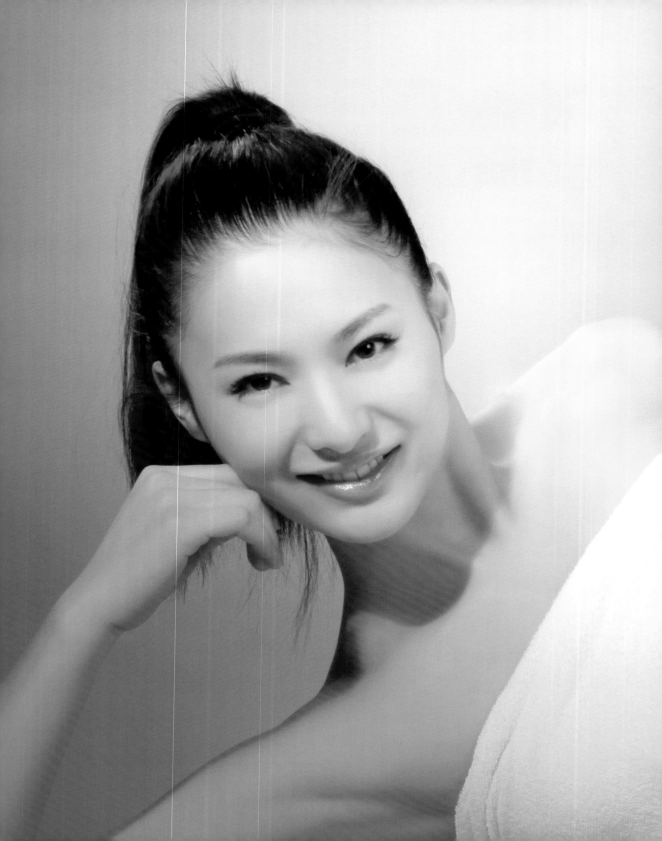

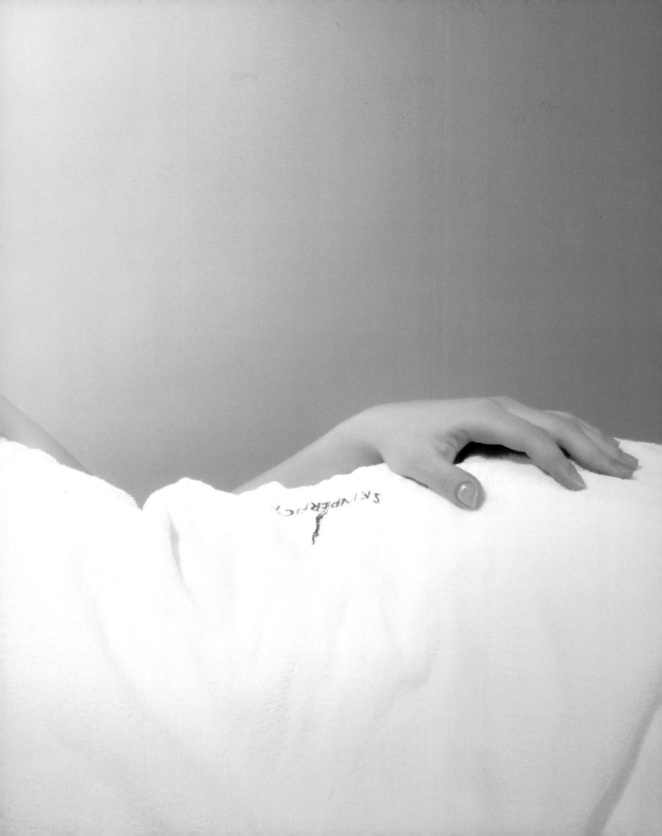

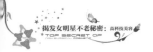
🐚 六号档案：明眸善睐速成

自述人	Michelle
年龄	28岁
职业	留学生
主要问题	眼周细纹、黑眼圈、眼袋
美丽目标	消除细纹、黑眼圈和眼袋、恢复一张有活力的脸庞
治疗项目	雷激光+PRP自体细胞回春术
术后恢复期	治后皮肤会有些微红、微刺的感觉，不需要恢复期
见效时间	雷激光一次见效，PRP自体细胞回春术治疗后2～3周见效；配合良好的生活习惯，效果会更完美

小时候，亲戚朋友就夸我长得水灵，眼睛像会发光的星星。长大后，最让我引以为豪的眼睛却成了心灵的障碍。

在国内上学时，功课压力大，加上我自己爱看书，说得上是手不释卷，还没读初中，就有幸戴上了近视眼镜。由于肤色白，黑眼圈开始肆虐，人显得没精神。老师们担心，经常问我是不是太累没休息好。

那时人小，就用粗框眼镜来遮掩。慢慢长大，开始爱打扮，才意识到脸上的黑眼圈有多猖獗，已经到了让我不敢摘掉眼镜见人的地步。祸不单行，多年挑灯夜读，使我小小年纪又收获了轻微的眼袋。鼓起勇气，摘下眼镜，在他人看来我就活像个小老太太。

高中毕业，我去美国留学，开始用粉底遮盖脸上的瑕疵。奈何卸完妆，双眼的"老态"一览无遗，可怜我30岁不到。上帝对我毫无怜悯之心，黑眼圈日渐加重，眼袋也在增大。更要命的是，长期化浓妆，干纹、细纹赶来落井下石。越用浓妆遮盖，干纹就滋生得越快。我的眼周布满纹路，犹如龟裂的大地。

同学友情提醒，名医名诊所，美国多得是。我心怀希望，咨询了许多大大小小的皮肤科诊所和美容诊所。医生们坦诚告知：如此靠近眼球的眼眶细纹和黑眼圈，射频治疗难见效，点阵激光可以一试。那时的我，对国内的医疗技术没有信心，但美国的治疗费用，实在非我所能承担。权衡再三，决定回国寻找治疗机会。

圣诞大假，我回国与妈妈四处寻找。找了数家医疗单位，遗憾的是，要么没有点阵激光，要么根本不知道它可以医治眼周皮肤，拿出来的治疗方案令人失望。决定放弃时，一个朋友给我介绍了李医生，抱着最后的希望去见她。

提前一星期预约李医生，赴约当天我准时见到了她。眼前的李医生亲切、和蔼，四十多岁，皮肤仍然超级好，令我羡慕。李医生先检查皮肤，再询问我的生活习惯、用药史和过敏史等。

在国外看皮肤科医生的事，我一句未透露，没有想到她说："你最明显的问题就是眼周干纹、黑眼圈和水肿型眼袋，而且非常贴近眼眶，属于眼周皮肤问题，最适合以点阵激光配合 PRP 自体细胞回春术，做一个全方位的持续性改善疗法。"

又是点阵激光！我好奇，追问为什么。李医生耐心解释："这种眼周皮肤问题，以往除了手法按摩、精华导入这些保养性护理外，基本上没有什么切实有效的治疗方法。从理论上来讲，微针美塑、无针美塑和冰点射频都是可行的，但是太贴近眼眶，治疗有危险，疗效也不会非常理想。而点阵激光的雷激光模式最大的优势，就是它是无创激光，由点阵模式发出，极大降低危险性，连上眼皮和下眼睑边缘部位都可以治疗；并且它在给皮肤热刺激的同时，还能准确地给真皮乳头层带来微小创伤，让皮肤启动创伤修复机制，以达到刺激胶原蛋白增生和收缩胶原蛋白这样的双重效果，在治疗眼周干纹、黑眼圈和水肿型眼袋等方面有着优良的临床疗效。"

这份治疗方案，和国外医生说的不谋而合，我既惊且喜。但 PRP 自体细胞回春术是何物，我又不老，何须回春？

李医生继续解释："PRP 自体细胞回春术，提取你自己体内的生长因子，注射到眼周皮肤，进一步唤醒皮肤的自我更新、代谢作用，双重焕活，可以使皮肤达到你这个年龄段该有的活跃程度，以后只要注意日常保养就可以维护好了。"听着不错，我仍是心有疑虑，因为理论和实践毕竟有差距。谢过李医生，我回到家，考虑了 3 天，最终决定接受治疗。

术前检查，病例填写，脸部清洁，麻药涂抹，护士做完后离开，留下我一人。我也没闲着，抱着免费提供的上网本玩得起劲。不知玩了多久，护士敲门进来，说到时间了，可以进行治疗。

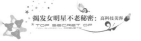

　　来到治疗间，非常干净，但不像冰冷的病房，与国外的差不多。躺在治疗床上后，护士调整我的卧姿，并用纱布遮盖好我的眼睛。李医生一边叮嘱我治疗时的注意事项，一边打开仪器。"嘀嘀嘀"的声音响起，听得李医生说："现在开机了，我在调整治疗参数，不要紧张。"紧接着，李医生把治疗头定位在我的眼尾部位，试做了一个焦斑，确定我皮肤能够接受这个能量，开始在眼周有序地施打。脸上有点刺刺的，偶尔会觉得疼。

　　李医生边做边解释："刺激胶原蛋白的新生才能让皮肤重建，才能拉紧纤维框架层，加速循环代谢，改善你的皮肤问题。这个过程有点痛感，不用担心。"我慢慢不觉得害怕，甚至有点习惯那小刺痛。

　　我突然想，挨着眼睛，会不会有些部位无法治疗？这时，护士提醒要治疗下眼睑。李医生娴熟按住我下眼睑，开始治疗眼底细纹。由于麻药涂得到位，眼睑皮虽薄，痛感也不强烈。大概过去 20 分钟，雷激光算是治疗完毕。一阵阵火辣感，从皮肤底层渗上来。李医生说，有火辣辣的感觉，就代表治疗到位了。

　　接下来涂抹精华液。李医生说："雷激光能在你的真皮层上打造无数个直径只有 50 ~ 80um 的小圆孔，这些小圆孔是在你表皮之下的，肉眼不可见，但是精华液可以渗透表皮顺着这些管道进入你的皮肤，辅助点阵激光祛除干纹和黑眼圈。"

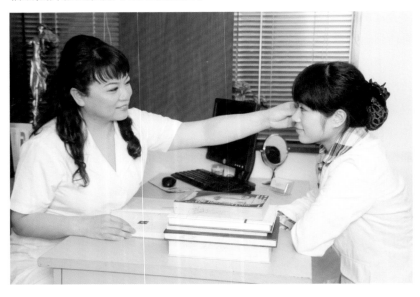

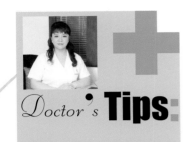

脸是人类最容易出现皮肤问题的部位，而眼周又属全脸最容易出现皮肤问题的部位，尤其是下眼睑的部位出现的细皱、小眼袋、黑眼圈等，以前往往无法得到良好的改善，现在雷激光则带给了人们许多意想不到的美丽机会。还有更多的美丽可以被雷激光挖掘出来，让我们拭目以待吧！

精华液又凉又滑，涂抹在火辣的脸上，很是舒服。休息一会儿，我睁开双眼，拿起护士递来的镜子看了看，眼周红彤彤的。我想摸，护士提醒我，一个小时内不可以用手触摸做过治疗的部位。我吐了下舌头，收回手。李医生摘下口罩笑着说："雷激光做完后，就是要达到这个效果才对。你不用紧张，在观察室休息 15 分钟，没有什么问题就可以回家休息。回去注意睡眠和防晒，3 天内不要化妆，明天过来做 PRP。"旁边的护士递了一份术后须知给我，并帮我预约好第二天的治疗时间。

事关皮肤大事，我非常听话，医生不让做的事坚决不做！第二天下午，我如约接受了 PRP 自体细胞回春术治疗。

流程大同小异，只是清洁、麻药之后，护士开始帮我抽血。抽了 10 毫升，比我高中捐血还少。原以为做完 PRP，要大补一场，现在看来不用了，嘻嘻。

李医生把装有我血液的套管放到离心机，"呜呜呜"地转了好久。然后用注射器、套管，分离提纯富含生长因子的血小板，放在一个 1 毫升的注射器里面，看上去是半透明的黄色液体。10 毫升的血液，只提取出这么一点儿的生长因子，唉。不过，这种治疗方法取材于己，还施己身，符合低碳的标准，我喜欢。

3 天后，效果出来，皮肤有紧致的感觉，眼袋和细纹明显抚平；黑眼圈的效果也能看得出来，但就像李医生所说的那样——不会很明显。李医生告诉我，黑眼圈的改善得和睡眠等生活习惯的调节一起同步，看来还真是这么回事，好皮肤得靠养。

疗程一共 6 次，2 ~ 3 周一次。李医生非常负责，每次都会根据我的皮肤情况，调整治疗间隔时间和治疗参数。因为时间关系，我虽然缩短疗程仅仅完成了 3 次治疗，但是还好，已经看到了变化，有变化就有希望。

寒假结束后，我回到学校，摘掉眼镜，卸掉浓妆。同学们看到亮晶晶的我，都说："Chinese girl 就应该像这样自然无瑕。"

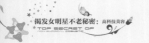

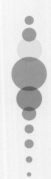

后记 Review

美丽医生
——体表1毫米，钻研20年

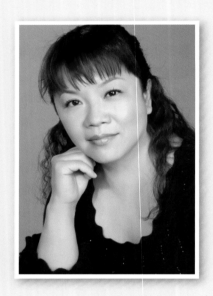

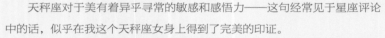

天秤座对于美有着异乎寻常的敏感和感悟力——这句经常见于星座评论中的话，似乎在我这个天秤座女身上得到了完美的印证。

从天真无邪的孩提时代到懵懵懂懂的少女时代，从过家家的游戏中到校舞蹈队的领队，我都是扮演着为洋娃娃和同伴打扮的角色。记得小时候刚刚流行烫头发，我背着父母有样学样地拿烧热的铁丝帮自己和同伴们做烫发，看着同伴们对着镜子欣赏着被我用胭脂涂红的脸蛋和鲜嫩的小嘴，流露出美美的笑脸，我自己心里就像吃了蜜一样甜美，好像变漂亮的是我本人一样。现在回想起来，那就是一种创造美丽、分享美丽的快乐吧！

因为妈妈是医生的缘故，医院消毒水的味道伴着我长大，我的体内似乎有着当医生的基因，理所当然地以为自己长大后会是一名医生。于是，考大学就顺理成章地选择了妈妈的母校，完成了5年的大学医科教育。

毕业后，大多数同学挤着进医院内外科等大科室——要知道，20 年前的医疗行业还是公有制一揽天下的局面，进入了大医院的大临床科室，就意味着社会地位的尊崇和在医院中的重要程度。那时的我，却几乎凭着爱美的本能选择了皮肤科，心里隐隐觉得皮肤科应该与美有某种联系，没有在意皮肤科在大多数三甲医院里都是个小角色的事实。

那个时候，美容护理的兴旺成就了大大小小的美容院，但皮肤科医生很少从事美容这一行业的。我在工作中，接触到大量因"美容"而造成皮肤伤害的病例。我印象最深的是：有一位患者换肤失败，脸上布满大块色斑，十分吓人，老公因此提出离婚，她坠入绝望的深渊而最终选择了自杀。这件事情让我受到很大震动，开始思索，既然人们对美的渴望如此迫切，为什么不能用专业的医学手段帮助人们去圆美丽的梦想？为什么爱美的人们，在遭受伤害后才想起去找专业医生的帮助，为什么身为皮肤科医生，却不能给健康的肌肤提供科学保养的建议，给有问题的皮肤提供合理的治疗和护理方案？难道一定要等到不幸发生，才去尽医生的责任吗？

2003 年秋，我完成了硕士学位的学业，将医学、健康和美容完美结合起来的想法，也一天天清晰起来。在多次国际皮肤医学交流中，我感悟到现代皮肤医学正在逐步向积极预防和追求健康美的方向转变。可当时国内传统皮肤科并未跟上时代的步伐，在大众观念里，遇到皮肤问题时首先想到的是化妆品、保养品、美容院等，实际上关于皮肤问题最专业的意见和帮助应该是来自皮肤科医生的。

其实，健康或者亚健康肌肤的养护已是皮肤预防医学的范畴了，在当时的社会医疗条件和意识形态下，无论是医生、医院的管理者还是普通的患者或爱美者都没有这个意识。所有人都认为，皮肤科医生只是一个治疗皮肤疾病的医生，与美无关。

后来我接触到深圳——中国美容的前沿城市，我想她应该是一个实现梦想的城市，也许会找到拥有相同理念的平台。于是，我怀揣着梦想和日益成熟的技术，南下来到深圳，顺利进入了深圳某知名医院。

当时的深圳，医疗和美容结合的市场刚刚兴起，多是以整形为主的美容中心，隶属于某家医院，皮肤美容医学只是整个整形美容下属的一个小小的分支。对于"美容要找整形医生"这个常识，公众的认知度远远高于了内地的其他城市，但对于无创的皮肤美容治疗项目仍然所知甚少，并不知道也应该寻找专业医生的帮助。所以，临床上依然经常听到一些爱美者在接受了非

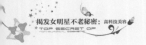

正规美容治疗后所发出的抱怨，或者是看到本不应该发生的伤害。

借助医院良好的管理机制和信任，我开始把皮肤美容医疗技术作为自己重点钻研的课题，并以出色的专业素养和工作成绩，从一个普通的皮肤科医生做到皮肤科主任，再到激光美容中心主任。

来深圳后，我把学术上的专研方向和大量临床案例结合，与美结下了深厚的缘分。同时也看到整个行业与国际行业标准的距离。温馨私密的环境、亲切周到的服务、专业有效的治疗、先进的医疗设备——这是国际上发达国家及地区的主流私人诊所的写照。这时，我心中潜伏的梦想再次升起：建立星级的皮肤科诊所，用皮肤医学专业知识从事无创美容项目，在为顾客提供卓越的治疗效果的同时，提供一个身心放松的就诊环境，让顾客不出国门同样可以享受国际前沿的无创美容项目及高品质的医疗服务。

今天我拥有了自己的事业，梦想仍在行进中。每天起床，我对着镜中那张经过无数道光疗而神采奕奕的脸，心想：如果我 20 年面对的那 1 毫米，是我耕耘的田地的话，那么这张脸就是我的试验田，更是责任田。我希望来到我这里的每一个人，都能在这张责任田上，看到责任，然后，安心地躺在治疗床上，期待一定会发生的奇迹。他们的信任，是对我最好的鼓励。平日里的闲暇时间，除了写论文，带实习医生外，都贡献给了这套书。就是这每天的坚持，才让它们有了出版的这一天。现在的我相信，在那 1 毫米上来回穿梭的 20 年余，一定不会是一件不值一提的事情。

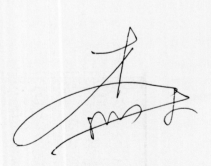